Pooja Dixit
Jagdish Prasad Varshney

Estudos sobre alguns aspectos clinicoterapêuticos dos distúrbios hepáticos no cão

Pooja Dixit
Jagdish Prasad Varshney

Estudos sobre alguns aspectos clinicoterapêuticos dos distúrbios hepáticos no cão

ScienciaScripts

Imprint
Any brand names and product names mentioned in this book are subject to trademark, brand or patent protection and are trademarks or registered trademarks of their respective holders. The use of brand names, product names, common names, trade names, product descriptions etc. even without a particular marking in this work is in no way to be construed to mean that such names may be regarded as unrestricted in respect of trademark and brand protection legislation and could thus be used by anyone.

Cover image: www.ingimage.com

This book is a translation from the original published under ISBN 978-620-2-06268-8.

Publisher:
Sciencia Scripts
is a trademark of
Dodo Books Indian Ocean Ltd. and OmniScriptum S.R.L publishing group

120 High Road, East Finchley, London, N2 9ED, United Kingdom
Str. Armeneasca 28/1, office 1, Chisinau MD-2012, Republic of Moldova, Europe
Managing Directors: Ieva Konstantinova, Victoria Ursu
info@omniscriptum.com

Printed at: see last page
ISBN: 978-620-8-59861-7

Índice

Sem dúvida que o cão que se infiltrou na caverna do Homem, possivelmente há 500.000 anos, também se infiltrou no seu coração e estabeleceu o maravilhoso estatuto de "Companheiro do Homem", que foi o primeiro elo da cadeia que tem unido tão firmemente o Homem e o animal ao longo dos tempos, para seu benefício natural, e que nos deu este grande cão de serviço para nosso próprio uso e prazer atualmente. Parece ser geralmente aceite que os primeiros mamíferos semelhantes a cães surgiram durante o Plioceno, há cerca de 5 milhões de anos.

Há poucas dúvidas de que o cão atual pertença ao complexo de espécies (coiote, chacal e lobo), como mostra o facto de produzir híbridos férteis com várias espécies. Foram descobertas evidências de criaturas semelhantes ao cão em locais tão distantes como a gruta de Palegawra, no Iraque (12 000 anos antes do Presente - A.P.), Einmailaha, em Israel (12 000 anos A.P.), a gruta de Jagaur, em Idaho (10 400 anos A.P.), Star Carr, em Inglaterra (9500 anos A.P.), o lago Baikal, em Baku, na Índia (9500 anos A.P.), e o lago de Baku, em Baku, na Índia (9500 anos A.P.).P.), Lago Baikal, Rússia (9000 anos A.P.), Maunt Burr, Austrália (8.000 anos A.P.), Sian, China (6800 anos A.P.) e Benton country, Missouri (5500 anos A.P.) (Olsen e Olsen; 1977, Davis e Valla; 1978). É altamente provável que o cão tenha sido domesticado pela primeira vez no sudoeste da Ásia (Epstein, 1971) há cerca de 15000 anos, a partir do qual se espalhou pelo mundo.

A sua disposição agradável, a sua obediência, a sua lealdade e a sua fidelidade sempre fascinaram o homem. Desde os primórdios que o cão tem prestado serviços, direta ou indiretamente, para o bem-estar da humanidade. Nos primórdios, quando o homem era um animal consumidor, o cão ajudava-o como necrófago a limpar o seu ambiente.

Mais tarde, passou a ser considerado um caçador. Mas, na era moderna, o cão assumiu múltiplos papéis, como guarda, detetive, polícia, batedor impiedoso de criminosos, contrabandistas e drogas, cão de rebanho para gado bovino e ovino, pacificador emocional, companheiro e salvador durante calamidades naturais. O cão também está a ser utilizado no diagnóstico de muitas doenças do homem e no estro dos animais. A utilização do cão para fins terapêuticos em vários problemas físicos e emocionais dos seres humanos (PET FACILITATED THERAPY) está também a ser amplamente explorada. Nas famílias nucleares estabelecidas em áreas urbanas, os animais de estimação estão a tornar-se uma companhia importante para a criança solitária.

Com a mudança das condições socioeconómicas e dos gostos do homem, a criação de cães e o seu bem-estar estão a tornar-se parte integrante da sociedade atual. Devido ao aumento do companheirismo, o cão partilha agora o ambiente do seu dono com maior intimidade. Por conseguinte, o cão está também a tornar-se vulnerável a muitos problemas de saúde, tal como o seu dono. Por conseguinte, o cão necessita de melhores cuidados de saúde nos tempos modernos. Com a mudança de atitude social, os veterinários não podem permanecer complacentes e têm de ser alertados para as necessidades da sociedade no sentido de melhorar os cuidados de saúde dos cães, quase ao mesmo nível dos cuidados de saúde humanos.

O número de pacientes caninos está a aumentar de dia para dia nas clínicas da cidade devido à maior preocupação dos donos em aliviar o sofrimento dos seus queridos animais de estimação. Numa tentativa de melhorar os cuidados de saúde, muitas vezes o próprio dono toma medicamentos com excesso de zelo. Verificou-se que muitos medicamentos afectam negativamente o funcionamento do fígado (Johnson, 1994).

O fígado é o maior órgão parenquimatoso do corpo, desempenhando pelo menos 1500 funções bioquímicas essenciais para a sobrevivência do hospedeiro (Zakim, 1985). O armazenamento fenomenal, a reserva funcional e as capacidades regenerativas do fígado são os trunfos que protegem o corpo da perda de processos biológicos importantes, mas também complicam o reconhecimento clínico de doenças hepáticas graves.

Uma vez que o fígado está intimamente envolvido em tantas funções metabólicas diversas do organismo, qualquer fator que altere significativamente a fisiologia normal produzirá frequentemente danos hepáticos. Estas lesões podem resultar de doenças infecciosas, metabólicas, tóxicas, degenerativas, congénitas ou neoplásicas. Segundo uma estimativa antiga, os distúrbios hepáticos representavam três por cento de todas as doenças observadas pelos veterinários nos EUA (Candlin, 1968). Com o avanço dos meios de diagnóstico e a comunicação de muitas doenças novas, esta estimativa parece ser inferior.

De facto, as doenças hepáticas constituem uma grande variedade de diferentes processos patológicos agudos e crónicos que podem afetar cães de qualquer idade. Muitas vezes não é possível decidir se o envolvimento hepático é primário ou secundário. Anorexia, náuseas, vómitos, diarreia, obstipação, poliúria e polidipsia estão entre os sinais de apresentação mais comuns em cães com doenças hepatobiliares ou doenças extra-

hepáticas. Com a cronicidade, estes 2
os sintomas levam à perda de peso. No entanto, nenhum destes sinais é patognomónico.

Recentemente, a "reação" hepática e a resposta a doenças extra-hepáticas estão a ser reconhecidas com uma frequência crescente (Meyer e Twedt, 2000). Estas condições não só imitam as doenças hepáticas primárias, como também desviam a atenção da doença extra-hepática subjacente e, por conseguinte, colocam problemas no diagnóstico. As alterações nas enzimas específicas do fígado e na histologia hepática estão a assumir importância clínica na resolução da hepatopatia secundária para uma melhor gestão terapêutica dos casos.

O diagnóstico das doenças hepáticas constitui um desafio para os médicos, uma vez que os sinais clínicos são frequentemente muito vagos e inespecíficos, especialmente na fase inicial ou ligeira das doenças hepatobiliares. Mesmo a iterícia ou a ascite, quando presentes, exigem a diferenciação de outros casos que não as doenças hepáticas. Além disso, a gravidade dos sinais clínicos não se correlaciona bem com o grau de lesão hepática e com a progressão da doença. Devido às diversas funções do fígado, nenhum teste isolado pode identificar com exatidão a doença hepática ou a sua causa subjacente, pelo que é necessária uma bateria de testes para avaliar o sistema hepatobiliar.

A alteração do tamanho do fígado está associada a um certo número de doenças hepáticas no cão. Por conseguinte, um indicador quantitativo simples do tamanho do fígado pode ser um instrumento de diagnóstico útil (Holmes *et al.,* 1977). Os métodos radiográficos (Cockett, 1986) e a cienciografia nuclear (Godshalk *et al.,* 1989) para avaliar o tamanho do fígado do cão parecem ter uma aplicação limitada devido à exposição do doente a radiações ionizantes.

Durante as últimas décadas, a ultrassonografia bidimensional em modo B e em tempo real foi introduzida para avaliar o tamanho do fígado e o seu estado de doença (Cartee, 1981, Nyland e Park, 1983). Na Índia, a utilidade da ecografia abdominal para avaliar o tamanho do fígado e as doenças hepáticas em cães também atraiu a atenção nos últimos 2-3 anos (Bhadwal *et al.*, 1999; Hoque e Varshney, 2001; Varshney e Hoque, 2002).

O hemograma completo, o perfil bioquímico sérico, a análise da urina, a análise fecal, a radiografia abdominal ou a ultrassonografia estão a ser considerados como elementos de rastreio. Surpreendentemente, algumas doenças hepáticas caracterizam-se por alterações subtis da atividade enzimática com perturbações funcionais graves, enquanto outras apresentam uma atividade enzimática dramática com índices funcionais normais, o que complica o diagnóstico. Além disso, as alterações não estruturais são difíceis de diagnosticar utilizando apenas a ultrassonografia. Por conseguinte, uma combinação de testes é de extrema importância na avaliação do estado do fígado.

Nos últimos anos, apareceram na literatura indiana relatórios esporádicos sobre doenças hepáticas (Bhojne *et al.*, 1998; Varshney *et al.*, 2001; Vijay Kumar *et al.*, 2001), ensaios de medicamentos (Samanna e Ramaswami, 1976), utilização diagnóstica da guanase sérica (Krishnamurti et *al.*, 1993), biópsia hepática (Nambi *et al.*, 1994) e ultrassonografia (Hoque e Varshney, 2001; Varshney e Hoque, 2002).

Aparentemente, os estudos sistemáticos em grande escala sobre o estado do fígado em condições de saúde e doença em cães não têm atraído a atenção suficiente dos clínicos veterinários e dos investigadores na Índia. Tendo em conta o aumento da urbanização, a poluição ambiental, a alimentação não científica, o stress e a medicação irregular, é provável que os cães sofram mais de alterações reactivas e de resposta no fígado, para além das doenças hepáticas primárias. Por conseguinte, os distúrbios hepatobiliares nos cães assumem maior importância.

Por conseguinte, o presente estudo foi realizado com os seguintes **objectivos**

1. **Avaliar o estado do fígado na saúde e nas doenças dos cães.**
2. **Avaliar o efeito da silimarina na doença hepatobiliar dos cães.**

INCIDÊNCIA:

As anomalias portovasculares congénitas em cães foram relatadas pela primeira vez por Hickman *etal.* (1949).

Strombeck e Gribble (1978) referiram uma incidência de hepatite crónica ativa (HAC) de 8,12%, que representou 18% de todos os casos de doenças hepáticas em cães. A idade média em que a HAC era mais comum era de 5,3 anos.

Uma associação entre a HAC e a infeção leptospírica no cão foi relatada pela primeira vez por Bishop *et al.* (1979)

Bergman (1985) estudou a prevalência de hiperplasia nodular em exames de necropsia. A incidência de hiperplasia nodular foi registada em 70% e estava relacionada com a idade. A idade mais precoce em que os nódulos foram encontrados foi entre os 6 e os 8 anos.

Crow (1985) observou que o tumor hepático primário é pouco comum em cães e representa menos de 1% de todos os tumores hepáticos.

Entre 46 casos de shunt portossistémico congénito (PSS) em cães, foi registado criptorquidismo em 50% dos machos e foi detectada urolitíase (cristais de biureto de amónio) em 20% dos cães (Johnson *et al.*, 1987).

Speeti e Ihantola (1989) verificaram que os Doberman Pinschers jovens ou de meia-idade estavam altamente predispostos à CAH e que o tratamento era difícil.

Anderson e Sevelius (1991) estudaram alguns aspectos epidemiológicos da doença hepática crónica em cães e encontraram uma predisposição masculina nos cocker spaniels americanos e ingleses, uma predisposição feminina no Labrador retriever e nenhuma diferença entre os sexos nos West Highland white terriers. Com base no seu estudo, relataram uma associação hereditária entre raças e doença hepática crónica e cirrose hepática.

Tisdall *et al.* (1994) diagnosticaram 62 casos de PSS em Maltase e em um cão da raça Australian Cattle. Neste estudo, encontraram um único shunt extra-hepático (derivado da veia gástrica/gastrosplénica esquerda) em Maltase e um grande shunt intra-hepático (envolvendo o lobo direito do fígado) no cão da raça Australian Cattle.

Meyer *et al.* (1995) referiram o aumento da incidência de PSS intra-hepático hereditário em cães de caça irlandeses nos Países Baixos.

A prevalência de lama da vesícula biliar foi registada em 53%, 62% e 48% em cães saudáveis, cães com doenças hepatobiliares e cães com outras doenças, respetivamente (Bromel *et al.*, 1998).

ESTUDOS EXPERIMENTAIS:

Balu e Ganapathy (1966) induziram uma hepatite toxipática em seis cães experimentais através da administração de tetracloreto de carbono e concluíram que o aumento súbito dos níveis de SGOT e SGPT em cães saudáveis indicava uma lesão hepática.

Sharma e Saxena (1981) estudaram a lesão hepática induzida pelo tetracloreto de carbono em 15 cães vadios e verificaram um aumento do colesterol e do fibrinogénio, uma diminuição do tempo de protrombina com o grau de lesão hepática, mas nenhuma alteração significativa nas proteínas plasmáticas totais ou na sua relação A/G.

Aquilera *et al.* (1987) estimaram os níveis plasmáticos de alanina amino transfearase e colesterol em lesões hepáticas induzidas por tetracloreto de carbono em cães e concluíram que estes índices eram úteis para diagnosticar doenças hepáticas agudas em cães.

Aquilera *et al.* (1988) realizaram testes de retenção de ácidos biliares plasmáticos em jejum e pós-prandiais, desidrogenase láctica (LDH), hidroxibutirato desidrogenase, isoenzima LDH e sulfobromoftaleína em lesões hepáticas induzidas por tetracloreto de carbono em cães. Observaram que a sulfobromoftaleína e os ácidos biliares plasmáticos eram indicadores fiáveis de lesões hepáticas.

Sharma e Dakshinkar (1992) produziram hepatopatias induzidas por esteróides (acetato de dexametasona e prednisolona) em cães experimentais e encontraram polifagia, poliúria, polidipsia, aumento da frequência de defecação e bocejo, como principais sinais clínicos.

Krishnamurti *et al.* (1993) referiram a importância da guanase sérica como enzima específica do fígado no diagnóstico da hepatopatia induzida por tetracloreto de carbono em cães.

Rutgers *et al.* (1995) investigaram a patogénese da hepatopatia por glucocorticóides, examinando alterações morfológicas e bioquímicas sequenciais no fígado de cães.

Sen et al, (2001) verificaram um aumento da atividade da ALT, um aumento ultrassonográfico do fígado e hepatócitos em balão na hepatopatia induzida por esteróides em cães.

DOENÇAS HEPÁTICAS:

A fim de comparar as alterações bioquímicas séricas e funcionais hepáticas em cães tratados com corticosteróides e com ligadura do ducto hepático, De Novo e Prasse (1983) estudaram os testes séricos de ALP, y-GT, leucina amino peptidase (LAP), ALT, arginase e BSP. Concluiu-se que nenhum destes parâmetros era fiável na diferenciação entre as alterações hepáticas induzidas por esteróides e a ligadura do ducto hepático.

Thornburg *et al.* (1983) analisaram casos de cirrose pós-necrótica e observaram que estes eram sequelas de necrose hepática induzida pelo vírus da HIC ou por reacções tóxicas a medicamentos.

Com base na citologia patognomónica do fígado, Jarrett e O' Neil (1985) caracterizaram a hepatite canina de células acidófilas em 10 cães.

Abdelkader e Hauge (1986) estimaram os níveis de diferentes enzimas em 37 cães com doenças hepáticas e em 25 cães saudáveis. A glutamato desidrogenase foi considerada a enzima mais sensível (92%) na deteção de danos hepáticos e o seu valor também reflectia o grau de danos. Os valores de ASAT e ALP, SDH foram os seguintes em termos de sensibilidade (43%). A 5' nucleotidase discriminou melhor entre as lesões do trato biliar e outras lesões do que a ALP e um pouco melhor do que a y-GT.

Rothuizen e Brom (1987) descreveram a cinética da 3H-bilirrubina não conjugada em cães saudáveis (25) e em cães com doença hepatobiliar ou hemolítica espontânea (35). Concluíram que a concentração de bilirrubina não conjugada no plasma ou a sua fração do pigmento total não é fiável para discriminar as doenças hepatobiliares caninas dos distúrbios hemolíticos.

Bruijne *et al.* (1988) avaliaram a eficácia dos ácidos biliares, da glutamato desidrogenase, da SAP e da ALT no diagnóstico de doenças hepáticas caninas. Verificaram que os ácidos biliares apresentavam a maior especificidade hepática.

Linde-Sipman *et al.* (1990) estudaram 364 casos de fígado gordo em cachorros de raça toy e observaram que havia uma relação entre anorexia, síndrome do fígado gordo e hipoglicemia em jejum.

Lowseth *et al.* (1991) estimaram a alfa-fetoproteína em cães com tumores hepáticos. Na sua opinião, a combinação da alfa-fetoproteína sérica, da atividade da fosfatase alcalina sérica e da concentração de albumina sérica foi eficaz na diferenciação entre tumores hepáticos e doenças hepáticas não neoplásicas.

Voros *et al.* (1991) foram da opinião de que uma combinação de achados clínico-laboratoriais e ultra-sonográficos tinha maior eficiência diagnóstica em doenças hepáticas do que a ultrassonografia isolada.

Mahaffey e Lago (1991) compararam três métodos de medição da SAP na hepatopatia induzida por esteróides em cães. Observaram que a inibição pelo levamisole, a inativação pelo calor e a eletroforese de afinidade com densitometria podem ser utilizadas para exames clínicos de rotina.

Center *et al.* (1992) estudaram a eficácia diagnóstica da fosfatase alcalina sérica e da y-GT em 270 cães com doença hepatobiliar confirmada histologicamente. Documentaram a fraca especificidade da ALP sérica em cães como indicador de doença hepatobiliar. O seu estudo também revelou que a ALP e a y-GT se equiparavam de forma consistente em certas doenças hepatobiliares, mas não em todas.

Hunt *et al.* (1993) consideraram que o rácio entre o conteúdo proteico do líquido ascítico e o conteúdo proteico do plasma era útil na diferenciação entre doença hepática não fibrosante pré e pós-portal associada a hipertensão portal.

Sevelius e Anderson (1995) realizaram uma eletroforese do soro para determinar o prognóstico da doença hepática crónica em cães.

Sevelius (1995) diagnosticou a hepatite crónica e a cirrose em cães com base na histopatologia e avaliou o significado da análise enzimática e bioquímica na classificação das doenças inflamatórias crónicas do fígado.

Na dermatite necrolítica superficial canina (síndroma hepatocutâneo), Nyland *et al.* (1996) identificaram um padrão único de "favo de mel" no fígado.

Ortemberg e Scaramal (1995) avaliaram clínica, bioquímica e ecograficamente 10 casos espontâneos de hepatite primária crónica. A perda de peso, a ascite, a encefalopatia, a polidipsia, a diarreia e a iterícia foram os principais achados; em alguns casos, observaram-se também vómitos e anorexia. A hematologia e a ecografia demonstraram uma anemia normocrómica regenerativa com leucocitose e atrofia do fígado, respetivamente.

Fuentealba *et al.* (1997) estudaram a histopatologia e a patologia clínica de 34 cães com hepatite crónica. Verificaram que a presença de cobre se correlacionava com a reticulofibrose e a hiperplasia das vias biliares. Enquanto nos casos de acumulação de ferro não houve correlação entre os parâmetros bioquímicos e a gravidade das alterações morfológicas.

Valentine *et al.* (1990) observaram um aumento da atividade da ALT em cães com distrofia muscular canina ligada ao X- sem evidência de degeneração hepática.

Allen *et al.* (1999) observaram valores mais elevados para o volume corpuscular médio, proteínas totais séricas, albumina, creatinina, colesterol, BUN e glucose e valores comparativamente mais baixos para os ácidos biliares séricos pré e pós-prandiais, leucócitos, ALP sérica, AST em cães com displasia microvascular hepática (HMD) isolada em comparação com cães com HMD e PSS.

Varshney *et al.* (2001) efectuaram investigações clinicopatológicas e electrocardiográficas em casos refractários de ascite canina. Com base em achados electrocardiográficos negativos, presença de células-alvo, preponderância de cristais de biurato de amónio na urina, transudado proteico baixo, hipoproteinemia, especialmente hipoalbuminemia, valores normais de ALT e SAP e valores baixos de BUN, estes casos foram diagnosticados como ascite associada a hipertensão venosa portal devido a cirrose.

Lucena *et al.* (2001) diagnosticaram cirrose hepática num mastim espanhol macho de cinco meses de idade e discutiram o possível envolvimento do adenovírus canino com base na idade e na presença de corpos de inclusão intranucleares positivos para Feulgen em macrófagos do baço.

Varshney e Tiwari (2002) estudaram as enzimas séricas (SAP, ALT, y-GT) específicas do fígado em casos de tripanossomíase canina causada por *T. evansi* e verificaram que não havia indução de enzimas hepáticas na infeção por *T. evansi*.

DOENÇAS BILIARES:

Shull e Hornbuckle (1979) demonstraram que o aumento da y-GT coincide com o aumento da fosfatase alcalina na obstrução das vias biliares, tanto clínica como experimentalmente induzida. Foi ainda observado que não era possível diferenciar entre aumentos devidos à indução de esteróides ou à indução de doença hepática.

Harris *et al.* (1984) relataram uma rutura da vesícula biliar secundária a colelitíase obstrutiva numa cadela castrada de 6 anos de idade. O colelito era amorfo e consistia em bilirrubina e sais biliares com pequenas quantidades de cálcio, fósforo e colesterol.

Ingh *et al.* (1986) referiram que a presença de fezes acólicas, o grau de iterícia e o nível plasmático de y-GT eram achados valiosos na diferenciação clínica da colestase extra-hepática da intra-hepática e que o exame histológico da biopsia hepática era um auxiliar de diagnóstico fiável.

Matthiesen e Rosin (1986) diagnosticaram obstrução do ducto biliar comum secundária a pacreatite fibrosante crónica (histologicamente). A química do soro destes cães indicou uma concentração elevada de bilirrubina total e colesterol e actividades elevadas de fosfatase alcalina e alanina transaminase.

Ingh *et al.* (1988) registaram casos de colangiolite destrutiva em sete cães através de laparoscopia, laparotomia ou exame post-mortem. Estes casos apresentavam algumas semelhanças com a colangiolite induzida por medicamentos em humanos.

Parchman e Flanders (1990) estudaram 15 casos de rutura do ducto biliar extra-hepático em cães e concluíram que a área mais frequente de rutura ductal é o ducto biliar comum distal ao último ducto hepático, seguido da junção do ducto biliar comum com o duodeno.

Em dois cães, George e Krishnan (1991) induziram experimentalmente iterícia obstrutiva, que era menos grave do que nos casos espontâneos de obstrução das vias biliares.

Guelfi *et al.* (1982) referiram que a bilirrubina total é menos sensível do que a fosfatase alcalina, cuja atividade aumenta rápida e persistentemente, mas não é muito específica do fígado, pelo que a y-GT sérica deve ser utilizada para confirmar a origem colestática dos aumentos da fosfatase alcalina.

Kirpensteijn *et al.* (1993) analisaram os registos médicos de 29 cães com colelitíase e encontraram uma representação excessiva de fêmeas idosas (raças pequenas). Concluíram que a colecistectomia, juntamente com o tratamento com antibióticos, reduziu a morbilidade e a mortalidade.

Jensen *et al.* (1994) concluíram que a colecistolitíase canina nem sempre pode ser distinguida ultrassonograficamente de outras massas que ocupam espaço dentro da vesícula biliar apenas pela presença de sombra acústica.

Bhojne *et al.* (1998) registaram dois casos de colangiocarcinoma em cães (na necropsia) com uma queixa de definhamento progressivo e uma alteração no contorno da caixa torácica.

Voros *et al.* (2001) analisaram os resultados da ecografia hepática e da vesícula biliar em 12 cães com obstrução da vesícula biliar e/ou do trato biliar extra-hepático e compararam-nos com os resultados da laparotomia exploratória. A etiologia exacta da obstrução não pôde ser determinada em dois cães apenas pela ultrassonografia.

Vijay Kumar *et al.* (2001) diagnosticaram colecistite num cão pastor alemão com base em exames clínicos, hematobioquímicos e ultra-sonográficos.

SHUNT PORTOSSISTÉMICO:

Barrett *et al.* (1976) observaram que os casos de PSS congénita se caracterizavam por poliúria/polidipsia, lesões renais, intolerância a tranquilizantes, proteínas séricas baixas, SAP aumentado, BUN baixo, retenção de BSP aumentada e sinais de encefalopatia.

Meyer *et al.* (1978) realizaram um teste de tolerância ao amoníaco em cães com PSS e concluíram que o teor de amoníaco venoso em jejum não era um indicador uniformemente fiável para identificar a PSS.

Fiebiger *et al.* (1985) observaram uma síndrome hepatoencefálica durante uma insuficiência hepática aguda ou crónica devido a uma anastomose portovascular. A síndrome era caracterizada por uma baixa proporção de aminoácidos de cadeia ramificada (valina, leucina e isoleucina) em relação aos aminoácidos aromáticos (fenilalanina e tirosina) e por um elevado teor de amoníaco.

Wrigley *et al.* (1987) detectaram a ESP extra e intra-hepática em cães utilizando a ultrassonografia. Uma pequena área hepática hipovascular foi o achado comum em todos os casos na ultrassonografia inicial.

Maddison (1988) analisou os registos médicos de 21 cães com PSS congénita. A anomalia foi observada em cães de gado australianos (blue heelers: 8 casos), cães pastores Old English (3 casos) e Maltase terriers (3 casos). Observou-se ainda que o shunt extra-hepático era mais comum em raças pequenas, enquanto o shunt intra-hepático era mais comum em cães de raças grandes e médias.

Bunch *et al.* (1995) estudaram o estado do ferro de cães jovens afectados com PSS. Consideraram que a deficiência relativa de ferro estava relacionada com a microcitose em cães jovens com PSS.

Holt *et al.* (1995) correlacionaram os achados ultrassonográficos com os achados cirúrgicos, portográficos e de necropsia em cães e gatos com PSS. Consideraram que a ultrassonografia era 80,5% sensível e 66,7% específica para a ESP extra-hepática e 100% sensível para a ESP intra-hepática.

Ao analisarem os registos de 52 cães com PSS extra e intra-hepática, Bostwick e Twedt (1995) concluíram que os cães com mortalidade pós-operatória precoce apresentavam PCV e temperatura rectal média mais elevadas do que os cães com mortalidade pós-operatória tardia.

Boothe *et al.* (1996) estudaram 30 casos de ESP extra-hepática múltipla e opinaram que a bandagem venacaval não era superior ao tratamento médico e nutricional.

Varshney e Hoque (2002) analisaram os achados da ultrassonografia em cães com hepatopatias e compararam os resultados com investigações hematobioquímicas. Relataram os casos de PSS intra-hepática pela primeira vez na Índia e concluíram que a presença de predominância de células-alvo, poiquilócitos, micrócitos e cristais de biureto de amónio na urina era uma caraterística consistente nos casos de PSS. No entanto, não se registou um aumento dos valores de ALT e SAP.

EFEITO HEPATOTÓXICO DOS MEDICAMENTOS:

Fittschen e Bellamy (1984) estudaram a lesão hepática induzida pela prednisona em 15 cães mestiços e observaram hepatomegalia devido a glicogenose.

Bunch *et al.* (1987) observaram colestase intra-hepática em três cães durante o seu tratamento com fenitoína em combinação com fenobarbital ou primidona para controlo de convulsões. O síndroma parecia representar uma reação hepática adversa, clínica e morfologicamente distinta da cirrose hepática anteriormente relatada com a terapia prolongada com primidona.

Thornburg (1988) estudou os registos de 18 000 cães com doenças hepáticas, 42 das quais foram atribuídas a efeitos tóxicos de medicamentos como o mebendazol, a dietilcarbamazina, a tiacetarsamida sódica, o metoxiflurano, o halotano, o trimetoprim, a fenilbutazona e os anticonvulsivantes.

Para determinar se a doença hepática crónica estava associada à administração de fenobarbital, Dayrell-Hart *et al.* (1991) analisaram os registos médicos de 18 cães que tinham doença hepática e receberam fenobarbital e sugeriram que alguns animais tinham uma sensibilidade particular ao fenobarbital ou que os seus sinais podiam representar o extremo de um espetro de toxicose que se desenvolve em todos os cães quando se administra fenobarbital durante um período prolongado.

Baig *et al* (1994) estudaram as alterações hematobioquímicas e da medula óssea na toxicose induzida pelo cloranfenicol em cães.

ESTUDOS RADIOGRÁFICOS:

Evans (1987) referiu que as cadelas estavam predispostas para o carcinoma colangio-celular, sendo o mal-estar geral, a anorexia, a poliúria, a polidipsia, os vómitos e as convulsões os sinais de apresentação mais comuns. Radiograficamente, o tumor hepático aparecia como uma massa abdominal cranial direita, causando deslocamento gástrico para a esquerda e caudalmente

Avgeris e Hoskinson (1992) diagnosticaram colecistite enfisematosa com a ajuda de radiografia numa fêmea Beagle esterilizada de 8 anos de idade com queixas de vómitos, anorexia, letargia, dor abdominal craniana e pirexia. Anemia, trombocitopenia, neutrofilia com desvio para a esquerda, hipoproteinemia e elevação das enzimas hepáticas foram os principais achados laboratoriais.

MEDIÇÕES ULTRA-SONOGRÁFICAS:

Godshalk *et al.* (1988) efectuaram imagens de ultrassonografia hepática em modo B estático e em tempo real em 16 cães anestesiados com peso entre 7,7 e 29 kg e consideraram a ultrassonografia em modo B estático uma ferramenta útil.

Barr (1992) encontrou um coeficiente de correlação de 0,78 entre as medições hepáticas lineares individuais selecionadas e o peso corporal em cães.

Bhadwal *et al.* (1999) examinaram por ultra-sons o fígado e a vesícula biliar de cães saudáveis e encontraram uma correlação positiva entre o peso corporal e o tamanho do fígado. Mediram também o comprimento, a largura, a altura e o volume da vesícula biliar.

ANOMALIAS DA COAGULAÇÃO:

Badylack e Vleet (1981) observaram valores anormais do tempo de protrombina e do tempo de tromboplastina parcial activada em 66,1% dos cães com doença hepática.

Badylak *et al.* (1983) estimaram os factores de coagulação plasmática em cães que sofriam de diferentes tipos de doenças hepáticas. Observaram que os valores individuais dos testes de coagulação eram mais sensíveis e específicos na deteção de doenças hepáticas do que os valores séricos de ALT ou ALP, tempo de protrombina ou tempo de tromboplastina parcial activada ou concentrações de FDP.

Jergens *et al.* (1987) padronizaram o tempo de sangramento da mucosa bucal em 34 cães saudáveis como (2,62±0,49 min). A sua ação prolongada foi observada em cães que sofriam de trombocitopenia, com doença de von-Willebrand e com azotemia grave.

BIOPSIA DO FÍGADO:

Bunch *et al.* (1985) utilizaram uma abordagem laparoscópica modificada para a biopsia hepática, que seguia os princípios básicos da técnica de biopsia por agulha sob controlo visual.

Simpson (1985) utilizou um novo tipo de agulha de biópsia com uma janela, que aspirava os tecidos através de pressão negativa, para a recolha de amostras de fígado de cavalos e bovinos.

Hitt *et al.* (1992) realizaram uma biópsia hepática percutânea transabdominal com agulha antes e depois da indução de hepatopatia em 24 cães e todas as amostras foram consideradas de qualidade diagnóstica para avaliação por microscopia de luz e eletrónica.

CAMINHOS DA DROGA:

Samanna e Ramaswami (1976) avaliaram a utilização de *Eclipta alba* (Bhringraja) em lesões hepáticas induzidas por tetracloreto de carbono (administrado a 0,5 ml/Kg de peso corporal) e descobriram que o medicamento era eficaz na redução das actividades de SGPT e SGOT.

Martin *et al.* (1984) estudaram o efeito regenerador da colina e da silibinina *(Silibum marianum)* na hepatopatia induzida por tetracloreto de carbono em cães. Verificaram que a silibinina, por si só ou em combinação com a colina, era altamente eficaz.

Strombeck *et al.* (1988) concluíram que, em casos de hepatite crónica em cães, o tratamento com corticosteróides teve um efeito significativo na melhoria do tempo de sobrevivência em comparação com cães não tratados.

Dwivedi e Sharma (1989) estudaram a eficácia terapêutica da casca de *Eclipta alba* na hepatite tóxica experimental em cães.

Rutgers *et al.* (1990) relataram o efeito antifibrótico das colchicinas em cães, com fibrose hepatoportal e ESP adquirida.

Torre (1990) experimentou a xilazina (@ 0,15 mg/kg, dose única) juntamente com protectores, vitamina K e antibióticos em cães no tratamento da hepatite e verificou uma remissão mais rápida dos sintomas nos cães tratados com xilazina.

Varshney (2001) estudou o tratamento clínico de 43 casos de hepatopatias, incluindo hepatite crónica e cirrose, com/sem ESP intra-hepática. Observou que a utilização de esteróides nas doenças hepáticas inflamatórias aumentava o tempo de sobrevivência e a percentagem de sobrevivência.

O presente estudo foi realizado na Policlínica Veterinária de Referência, Instituto Indiano de Investigação Veterinária, Izatnagar, U.P. Foram incluídos no presente estudo cães saudáveis (6) trazidos para controlo de saúde e cães doentes (140) que sofriam de várias doenças.

O estudo foi efectuado em duas fases

FASE I: ESTUDOS CLÍNICO-BIOQUÍMICOS E ULTRA-SONOGRÁFICOS

ANIMAIS

a. **Cães saudáveis:** Foram utilizados para comparação seis cães aparentemente saudáveis, de diferentes idades, sexos e raças, trazidos para um controlo de saúde ou para vacinação.
b. **Cães doentes:** foram incluídos no estudo 140 cães doentes de diferentes idades, sexos e raças, com queixas de doença crónica e sintomas suspeitos de doenças hepatobiliares e doenças sistémicas.

AVALIAÇÃO DO ESTADO DO FÍGADO

O estado do fígado de cada cão foi avaliado de acordo com o seguinte protocolo Observações clínicas: Todos os cães foram examinados clinicamente em pormenor, tendo sido registada a presença de sinais como poliúria/polidipsia, inapetência/anorexia, diarreia/constipação, iterícia, pirexia, emese, ascite, melanoma e dor à palpação do fígado, caso existissem.

RECOLHA DE AMOSTRAS

a. **Sangue:** Foi colhido 1 ml de sangue em frascos contendo sal dissódico de tetraacetato de etilenodiamina (EDTA) (1 mg/ml de sangue) e 3 ml de sangue num tubo de ensaio sem anticoagulante para separação do soro. As amostras de soro límpido (não hemolisado) foram conservadas numa câmara de congelação a -20 °C para estimativas bioquímicas e enzimáticas.

b. **Urina:** A urina fresca foi recolhida aquando da micção ou por cateterismo em frascos limpos e esterilizados, para exame microscópico.

OBSERVAÇÕES HEMATOLÓGICAS:

a. **Hemoglobina**: A hemoglobina foi estimada pelo método da hematina ácida utilizando o hemoglobinómetro de Sahli, tal como descrito por Jain (1986).

b. **Volume de células compactadas:** O volume de células compactadas foi medido pelo método do hematócrito capilar (Wintrobe, 1933).

c. **Tempo de hemorragia:** O tempo de hemorragia foi estimado de acordo com Mielke *et al.* (1969), conforme descrito abaixo em .

Foi feito um corte perfurado moderadamente profundo na pele do abdómen, perto do umbigo. As gotas de sangue foram absorvidas num círculo de papel de filtro a intervalos de 30 segundos e o momento em que a hemorragia parou foi registado como tempo de hemorragia.

d. **Tempo de coagulação:** O tempo de coagulação foi estimado de acordo com o método descrito por Jain (1986) da seguinte forma

Encheu-se um tubo microcapilar não heparinizado com o sangue da ferida recém-cortada e manteve-se à temperatura ambiente. Os capilares foram rompidos numa das extremidades em intervalos de 30 segundos até se obter um fio ou cordão de coágulo. Este ponto final foi registado como tempo de coagulação.

OBSERVAÇÕES BIOQUÍMICAS:

As amostras de soro foram utilizadas o mais cedo possível para a estimativa das proteínas séricas totais e da albumina (método de Biureto), do azoto ureico sérico (método DAM), da creatinina sérica (método do picrato alcalino) e da bilirrubina total e direta (método de Jendrasik e Grof modificado).

a. **Estimativa das proteínas séricas totais (método de Biureto):** A proteína total do soro foi estimada do seguinte modo

Adicionou-se 1 ml de reagente de biureto a 2 ml de água destilada em três tubos de ensaio marcados como "branco", "padrão" e "amostra". Adicionou-se 0,05 ml de proteína padrão (6 g%) ao tubo "Padrão" e 0,05 ml de soro ao tubo "Amostra". Após 10 minutos de incubação a 37 °C, a absorvância dos tubos "Amostra" e "Padrão" foi medida no espetrofotómetro a 555 nm, que foi fixado em zero utilizando o "Branco".

Calculation

$$\text{Total protein in the 'Sample' (g\%)} = \frac{\text{Absorbance of 'Sample'}}{\text{Absorbance of 'Standard'}} \times 6$$

b. **Estimativa da albumina sérica (método de Biureto):** A albumina sérica foi estimada do seguinte modo

Adicionou-se 1,0 ml de reagente corante tamponado a 2 ml de água destilada em três tubos de ensaio marcados como "branco", "padrão" e "amostra". Adicionou-se 0,01 ml de albumina padrão ao tubo "Padrão" e 0,01 ml de soro ao tubo "Amostra". A absorvância dos tubos "padrão" e "amostra" foi medida em relação ao "branco" no espetrofotómetro a 630 nm.

Calculation

$$\text{Serum albumin in the 'Sample' (g\%)} = \frac{\text{Absorbance of 'Sample'}}{\text{Absorbance of 'Standard'}} \times 4$$

Fracionamento de proteínas por eletroforese em gel de poliacrilamida com dodecil sulfato de sódio (SDS-PAGE)

Foram colhidas amostras de soro de cães normais e saudáveis, bem como de cães com doenças hepáticas (hepatite/ cirrose). As amostras foram armazenadas a 4 °C para utilização futura. A SDS-PAGE foi efectuada de acordo com o método descrito por Laemmli (1970), utilizando um aparelho de eletroforese vertical minigei (Biorad, EUA). As proteínas do soro foram submetidas a separação electroforética num gel de separação a 10% e num gel de empilhamento a 5%.

Antes da moldagem do gel, as placas de vidro (16 x 14 cm) com um espaçador de 1 mm foram lavadas, secas, fixadas e seladas com agarose fundida a 1% e testadas com água destilada para detetar eventuais fugas. A mistura de gel de separação foi vertida lentamente e deixada polimerizar, após o que a mistura de gel de empilhamento foi instilada depois de se fixar o pente. Tomou-se o cuidado de evitar a formação de bolhas de ar. O pente foi cuidadosamente retirado e os poços foram lavados com tampão de corrida. As placas, juntamente com o gel, foram cuidadosamente fixadas na unidade de eletroforese e o tampão de corrida foi enchido nos reservatórios.

O teor total de proteínas destes soros foi estimado. Os volumes de soro com 50 µg de proteínas iguais foram fervidos a 100 °C durante 3-5 minutos com um sexto de volume de tampão de amostra (x) antes de serem carregados. Estas amostras de soro fervido foram carregadas em pistas diferentes, juntamente com um marcador padrão de elevada gama de pesos moleculares (Bangalore Genie, Índia).

O gel foi mantido a 100 volts durante 6-7 horas até que a frente do corante de rastreio chegasse ao fundo do gel. A fonte de alimentação foi desligada e o aparelho foi desmontado para transferir o gel para um tabuleiro de revelação.

O gel foi colocado no tabuleiro de revelação com a solução de coloração durante uma hora. Em seguida, o gel foi colocado na solução de descoloração até as bandas aparecerem nitidamente contra um fundo incolor.

c. **Estimativa da ureia sérica (método DAM):** A ureia sérica foi estimada do seguinte modo

Introduziram-se 4,0 ml de água destilada, 1,0 ml de reagente de ureia "branco" e 1,0 ml de reagente DAM em tubos de ensaio marcados como "branco", "padrão" e "amostra". Foram adicionados 0,02 ml de padrão de ureia (40 mg %) ao tubo "Padrão" e 0,02 ml de soro ao tubo "Amostra" do sítio . O conteúdo dos tubos foi misturado corretamente e mantido num banho de água a 100 °C durante 10 minutos. A absorvância dos tubos "Padrão" e "Amostra" foi medida num espetrofotómetro a 520 nm, em comparação com o "Branco" .

Calculation

$$\text{Serum urea (mg\%)} = \frac{\text{Absorbance of 'Sample'}}{\text{Absorbance of 'Standard'}} \times 40$$

e. **Creatinina sérica (método do picrato alcalino):** A creatinina sérica foi medida após a desproteinização do soro, adicionando 6 ml de ácido pícrico a 1 ml de soro e centrifugando o conteúdo a 2000 rpm durante 10 minutos. Foram colocados 3,0 ml de reagente de ácido pícrico e 2,0 ml de solução de hidróxido de sódio (0,2N) em cada um dos dois tubos de ensaio marcados como "branco" e "padrão". Adicionaram-se 0,5 ml de água destilada ao tubo "branco" e 0,5 ml de padrão de creatinina (2 mg%) ao tubo "padrão". No tubo "Amostra", foram recolhidos 3,5 ml de filtrado isento de proteínas, aos quais foram adicionados 2,0 ml de hidróxido de sódio (0,2 N). O conteúdo dos tubos foi bem misturado e deixado em repouso à temperatura ambiente durante 20 minutos antes de se medir a absorvância a 520 nm num espetrofotómetro, depois de se ter colocado a zero em relação à água destilada

Calculation

$$\text{Serum creatinine (mg\%)} = \frac{\text{Absorbance of 'Sample'}}{\text{Absorbance of 'Standard'}} \times 2$$

f. **Bilirrubina sérica (método de Jendrasik e Grof modificado)**: Foram etiquetados quatro tubos com as designações T1, T2, D1 e D2 e adicionou-se 1,0 ml de reagente diazo-A a cada tubo. Adicionou-se 1,0 ml de ativador aos tubos T1 e T2. Em seguida, adicionou-se 0,1 ml de diazo-B aos tubos marcados como T1 e D1 apenas. Foram adicionados 2,5, 2,6, 3,5 e 3,6 ml de água destilada aos tubos. T1, T2, D1 e D2, respetivamente, para tornar o volume igual em todos os tubos. Em seguida, adicionou-se 0,2 ml de soro a cada tubo. A absorvância de D1 e D2 foi medida exatamente após um minuto de T1 e T2, após cinco minutos de incubação, e do padrão artificial (10 mg %) à temperatura ambiente, no espetrofotómetro a 540 nm contra água destilada "Branco".

Calculation

$$\text{Total bilirubin (mg\%)} = \frac{\text{Absorbance of 'T}_1\text{' - Absorbance of 'T}_2\text{'}}{\text{Absorbance of 'Standard'}} \times 10$$

$$\text{Direct bilirubin (mg\%)} = \frac{\text{Absorbance of 'D}_1\text{' - Absorbance of 'D}_2\text{'}}{\text{Absorbance of 'Standard'}} \times 10$$

PERFIL ENZIMÁTICO SÉRICO

a **Alanina-amino transferase (ALT) sérica**: A ALT sérica foi estimada pelo método de Reitman e Frankel (1957) utilizando um kit (Qualigens diagnostics). Adicionou-se 0,5 ml de substrato tamponado (pH 7,4) a dois tubos "branco" e "teste" e incubou-se estes tubos a 37 °C durante 3 min. Adicionou-se 0,1 ml de soro fresco ao tubo "teste" e incubou-se a 37 °C durante 30 min. Adicionou-se 0,5 ml de reagente corante DNPH a ambos os tubos e deixou-se repousar à temperatura ambiente durante 20 min. Adicionou-se 0,1 ml de água ao tubo "branco" e 5 ml de hidróxido de sódio 4N diluído a 1:10 a ambos os tubos. Misturaram-se bem os dois tubos e deixou-se repousar à temperatura ambiente durante 10 minutos, medindo-se a absorvância em relação ao "branco" no espetrofotómetro a 505 nm.

A partir da curva previamente calibrada, a atividade enzimática correspondente do soro no eixo X foi lida com a ajuda da absorvância do ensaio (T) no eixo Y.

b. **Gama glutamil transferase (y-GT):** a y-GT foi estimada utilizando um kit (Chema diagnostica). O monoreagente foi preparado adicionando 4 ml do reagente B a um frasco de reagente A (16 ml). Colocou-se 1 ml deste monoreagente numa cuvete e incubou-se a

37 °C durante 1 minuto. Em seguida, adicionar 100 pl de soro e misturar bem. Foram efectuadas três leituras da absorvância com um intervalo de 1 minuto (a 405 nm) e a AA/min foi determinada a partir da parte linear da reação.

A atividade enzimática foi calculada da seguinte forma:

γ-GT activity = (ΔA/min) x F units/ litre

Where F = 1158

ΔA = variation between readings at 1, 2 and 3 min interval

c. **Fosfatase alcalina sérica (SAP)**: A SAP foi calculada utilizando um kit (Chema diagnostica), tendo-se adicionado 4 ml do reagente B a um frasco de reagente A (16 ml) para preparar um monoreagente. Colocou-se 1 ml deste monoreagente numa cuvete. Adicionaram-se 20 pl de amostra de soro à tina, após incubação da tina a 37 °C durante 1 minuto. Depois de misturar o soro, a absorvância foi registada a 405 nm com um intervalo de 1 minuto. A AA/min foi determinada a partir da parte linear da reação.

A atividade enzimática foi calculada da seguinte forma:

SAP activity in sample (U/L) = (ΔA/min) x F

Where F = 2757

ΔA = variation between reading at 1, 2 and 3 min interval

EXAME DE URINA

A urina foi centrifugada e o sedimento foi examinado ao microscópio para detetar a presença de cristais, caso existissem.

ELECTROCARDIOGRAFIA

A eletrocardiografia foi realizada para excluir a etiologia cardíaca da ascite, em cães ascíticos.

a. **Máquina de ECG**

Foi utilizada uma máquina de ECG da BPL (CARDIART-408) para efetuar o ECG.

b. **Posição e contenção:** Os cães foram colocados em decúbito lateral direito numa mesa com almofada de espuma e tapete de borracha. As patas foram mantidas afastadas com ambas as mãos, de modo a não se tocarem (Fig.1)

c. **Colocação dos eléctrodos**: A pele e os eléctrodos foram humedecidos com álcool antes de serem aplicados na pele. Os eléctrodos de agulha foram colocados diretamente nos locais adequados. Os eléctrodos do membro anterior direito (AR) e do membro anterior esquerdo (LA) foram colocados proximalmente ao olécrano, na face caudal dos respectivos membros anteriores. Os eléctrodos do membro posterior direito (RF) e do membro posterior esquerdo (LF) foram colocados sobre o ligamento patelar na face anterior dos respectivos membros posteriores.

d. **Procedimento:** O interrutor de alimentação do eletrocardiógrafo foi ligado e a caneta foi posicionada no centro da tira de papel. A sensibilidade e a velocidade do papel foram fixadas em 1 cm = 1 mV e 25 mm/seg, respetivamente. Foi utilizado um filtro para minimizar a perturbação. A máquina foi ligada e foi feito um eletrocardiograma. A máquina foi desligada e os eléctrodos de agulha foram retirados das respectivas posições. Os pormenores do ECG foram preenchidos nos traçados do ECG...

EXAME ULTRA-SONOGRÁFICO:

O exame ultrassonográfico do sistema hepatobiliar de cães saudáveis e de cães doentes, com suspeita de distúrbios hepatobiliares, foi realizado com o scanner 200 vet (Pie Medical, Países Baixos) (Fig. 2), utilizando um transdutor AAS de 5,0 MHz. Os cães anorécticos não foram sujeitos à prática de retenção de alimentos e não foi utilizada qualquer contenção química. A área abdominal foi raspada e o gel acústico foi aplicado generosamente no abdómen antes da ecografia, para assegurar um contacto íntimo da cabeça de leitura com a superfície do corpo. As imagens foram realizadas por via dorsal direita e intercostal lateral, utilizando os planos sagital, transversal e dorsal. O fígado também foi visualizado através dos espaços intercostais caudais direito e esquerdo. O tamanho do fígado sistematicamente porta hepatis e a vasculatura interportal foram abordados mantendo a venacava caudal como um marcador de terra. A distância entre a superfície da pele e o ponto médio do diafragma foi medida com a ajuda de um calibrador incorporado para dar uma indicação do tamanho do fígado. O tamanho do fígado de cães saudáveis com pesos corporais correspondentes foi calculado utilizando a seguinte equação de regressão (Bhadwal *et al.,* 1999).

Tamanho do fígado calculado (z) cm = 4,14±0,19 x (peso corporal em kg)

Peso real do fígado (g) = Dimensão ultra-sonográfica do fígado x 127-348,68 Peso calculado do fígado para a dimensão calculada do fígado do peso corporal correspondente (g) = z x 127- 348,68

Os ecogramas foram avaliados quanto ao tamanho, forma, contornos e arquitetura interna do fígado, incluindo alterações da ecogenicidade (focal ou difusa) e da intensidade (anecóica/ hipoecóica/hiperecóica/normoecóica) e dos vasos hepáticos; vesícula biliar (tamanho, forma, parede e conteúdo) e presença ou ausência de líquido peritoneal livre. Foi também efectuada uma imagem ultra-sonográfica do baço quando o animal estava em decúbito dorsal. O baço foi visualizado quanto ao seu tamanho, ecogenicidade e forma. Os rins também foram examinados em casos ascíticos. As imagens foram registadas em papel de impressão térmica utilizando uma impressora térmica a preto e branco (Mitsubishi, Japão).

EXAME RADIOGRÁFICO:

Em alguns casos, foi efectuado um exame radiográfico com uma máquina de 50 mA para avaliar o tamanho do fígado, a fim de confirmar as observações ultrassonográficas de alteração do tamanho do fígado.

FASE II: ESTUDO TERAPÊUTICO

ANIMAIS

Um total de 12 cães referenciados com diagnóstico de hepatite foram utilizados neste estudo para avaliar a eficácia terapêutica da silimarina. O diagnóstico de hepatite nestes casos foi baseado em evidências clínicas, bioquímicas, ultra-sonográficas e/ou radiológicas. Estes casos foram divididos aleatoriamente em dois grupos de 6 cães cada e foram tratados de acordo com o seguinte protocolo :

Groups	No. of Cases	Treatment Protocol
Group I	6	Dextrose saline 5% @ 10 ml/kg b.w., Ranitidine @4 mg/kg b.w. i.m., Metoclopramide @2mg/kg b.w. i.m. and Metronidazole suspension @7.5 mg/kg b.w. orally t.i.d. for 5 days
Group II	6	Dextrose saline 5% @ 10 ml/kg b.w., Ranitidine @4mg/kg b.w. i.m., Metoclopramide @2mg/kg b.w. i.m. and Metronidazole suspension @7.5mg/kg b.w. orally t.i.d. for 5 days, along with Silymarin @ 16 mg/kg b.w. orally b.i.d. for 7 days.

AVALIAÇÃO

O soro destes cães foi recolhido aos 0, 3 e 7 dias após a terapia. As actividades enzimáticas (ALT, SAP e γ-GT) foram monitorizadas utilizando kits como descrito anteriormente.

ANÁLISE ESTATÍSTICA

Os dados foram analisados estatisticamente de acordo com Snedecor e Cochran (1989).

O presente estudo foi efectuado em duas fases: (i) Estudo clínico-bioquímico e (ii) Estudo terapêutico.

FASE I: ESTUDOS CLÍNICO-BIOQUÍMICOS E ULTRA-SONOGRÁFICOS

Um total de 146 cães (cães saudáveis, 6; cães doentes, 140) foram avaliados quanto ao seu estado hepático, utilizando instrumentos clínicos, hematológicos, bioquímicos, enzimológicos, radiológicos e ultra-sonográficos. Os cães doentes foram classificados em duas categorias, com base em investigações clinicopatológicas pormenorizadas, como doenças hepáticas, incluindo hepatite/congestão, cirrose/fibrose e PSS intra-hepática; e doenças extra-hepáticas que afectam outros sistemas, como babesiose, erliquiose, infeção mista de *B. gibsoni* e *E. canis,* piometra, epilepsia, parvo, tripanossomíase e hidronefrose.

Os factores de sinalização dos cães são apresentados na Tabela 1. Dos 146 cães (com uma idade média de 60 meses) utilizados neste estudo, 74 eram machos e 72 eram fêmeas. A sua idade variava entre 2,5 meses e 156 meses. A idade média dos cães com doenças hepáticas foi mais elevada (51,9±4,99 meses) do que a dos cães com doenças extra-hepáticas (39,62±10,07 meses). Entre as doenças hepáticas, a idade média dos cães com cirrose, hepatite e PSS intra-hepática foi de 61,86±10,4 meses, 50,21±6,27 meses e 35,63±10,4 meses, respetivamente. O rácio geral entre os sexos (macho:fêmea) dos cães doentes foi de 0,97 (69 machos e 71 fêmeas), mas, nas doenças hepáticas, o rácio entre os sexos foi ligeiramente inferior: 0,91 (39 machos: 43 fêmeas), ao passo que, nas doenças extra-hepáticas, o rácio entre os sexos foi de 1,07 (30 machos: 28 fêmeas), ou seja, superior ao rácio geral.

A distribuição por raça dos cães com doenças hepáticas e extra-hepáticas é ilustrada na Tabela 2. Dos 140 cães doentes, o Pomerânia (52; 37,1%), os cruzados não descritos (29; 20,71%) e o GSD/Alsaciano (27; 19,28%) representavam o padrão de distribuição mais elevado. O Spitz (10), o Dobermann (10) e o Golden retriever (6) foram os que se seguiram em termos de predisposição para a raça. O número de cães das raças Labrador, Bhutia, Dálmata, Daschund e Dogue Alemão foi restrito a 2, 2, 1, 1 e 1 apenas.

Quadro 1: Factores de sinalização dos cães utilizados no estudo

Groups	Details of dogs	No. of animals	Male	Female	Sex Ratio (M/F)	Age (months) Mean ±SE	Median
A.	Healthy dogs	06	05	01	05	2.54±0.29 (2.5-4)	03
B.	Dogs with hepatic diseases	82	39	43	0.91	51.9±4.99 (3-156)	60
	a) Hepatitis	47	19	28	0.68	50.21±6.25 (3-144)	48
	b) Cirrhosis	21	10	11	0.91	61.86±10.4 (4 -156)	60
	c) Intrahepatic PSS	14	10	04	2.50	35.63±10.4 (3-72)	27
C.	Dogs with extrahepatic diseases	58	30	28	1.07	39.62±10.07 (3-144)	24
	Total	**146**	**74**	**72**	**1.03**		**60**

Quadro 2: Distribuição por raça dos cães doentes

Diagnosis	No	Pomeranian	German Shepherd	Bhutia	Non descript	Spitz	Dobermann	Labrador	Golden Retriever	Dalmatian	Desch-und	Greatdane
Overall	140	52	27	2	29	10	10	2	6	1	1	1
Presented (ailing) %		37.1	19.28	1.4	20.71	7.14	7.14	1.4	4.28	0.7	0.7	0.7
Hepatic Diseases	82	27	15	0	19	9	7	1	3	0	1	0
(%)		32.9	18.29	0	23.4	10.97	8.5	1.23	3.66	0	1.23	0
Hepatitis	47	7	13	-	12	7	5	-	3	-	1	-
(%)		14.89	27.66		25.53	14.89	10.64		6.38		2.13	
Cirrhosis	21	8	2	-	6	2	2	1	-	-	-	-
%		38.09	9.52		28.57	9.52	9.52	4.76				
Intrahepatic PSS	14	12	-	-	2	-	-	-	-	-	-	-
%		85.7			14.28							
Extrahepatic diseases	58	25	12	2	9	1	3	1	3	1	-	1
%		43.1	20.69	3.45	15.51	1.72	5.17	1.72	5.17	1.72		1.72

Os distúrbios hepáticos foram mais frequentemente observados em Pomeranos (27/82), seguidos por cruzados não descritos (19/82), GSD (15/82), Spitz (9/82) e Doberman (7/82). Entre os distúrbios hepáticos, a hepatite/congestão foi comum no GSD (13/47; 27,65%), seguida de perto por mestiços não descritos (12/47; 25,53%), cirrose no Pomerânia (8/21; 38%), seguida de perto por mestiços não descritos (6/21; 28,57%) e PSS intra-hepática no Pomerânia (12/14; 85,71%). Dos 52 pomeranos, 27 (51,92%) tinham distúrbios hepáticos e 25 (48%) tinham distúrbios extra-hepáticos. 25,92%, 29,62% e 44,44% dos pomeranos tinham hepatite, cirrose e PSS intra-hepática, respetivamente. Nos cães de raça cruzada não descrita, 63,15%, 31,57% e 10,5% tinham hepatite, cirrose e PSS intra-hepática, respetivamente. Nos GSD, 86,67% e 13,3% apresentavam hepatite e cirrose, respetivamente.

Os principais sintomas registados nas doenças hepáticas foram apetite parcial/ anorexia (54/82; 65,85%), seguido de náuseas/vómitos (51/82; 62.19%), ascite (39/82; 47,5%), fraqueza (34/82; 41,46%), perda de peso (30/82; 36,58%), mucosas pálidas (29/82; 35,36%), dor epigástrica (26/82; 31,7%), febre (20/82; 24,39%), edema bilateral dos membros posteriores (20/82; 24,39%), obstipação (18/82, 21,95%), diarreia (15/82; 18,52%), melena (15/82; 18,52%), iterícia (15/82; 18,52%), encefalopatia hepática (6/82; 7,31%), poliúria/polidipsia (5/82; 6,09%) e depressão (2/82; 2,43%).

A dor à palpação da região epigástrica (50%) e a iterícia (21,73%) foram mais comuns nos casos de hepatite. Enquanto a ascite (76,19%), a melena (47,60%) e o edema bilateral dos membros posteriores (23,90%) (Fig. 3) foram predominantes na cirrose. Nos casos de ESP intra-hepática, o atraso no crescimento (50%) e os sinais de encefalopatia hepática foram mais comuns.

O intervalo, a média e o erro padrão dos índices hematológicos em cães saudáveis e doentes estão representados na Tabela 4. Os valores de hemoglobina nos cães com doença hepática (7,36±0,36 g%) e com doenças extra-hepáticas (7,38±0,41 g%) foram significativamente ($P<0,05$) inferiores aos dos cães de controlo (saudáveis) (11,33±0,95 g%), mas não se verificou uma diferença significativa nos níveis de hemoglobina entre as doenças hepáticas e extra-hepáticas. Os valores médios de PCV

Quadro 3: Variantes clínicas em cães com doenças hepáticas

S. No.	Clinical Variant	No./Total number	Percentage (%)
1.	Partial Appetite/ Anorexia	54/82	65.85
2.	Nausea/vomiting	51/82	62.19
3.	Ascites	39/82	47.50
4.	Weakness	34/82	41.46
5.	Weight loss	30/82	36.58
6.	Pale mucous membrane	29/82	35.36
7.	Pain on palpation of epigastric region	26/82	31.70
8.	Fever (>102^{0}C)	20/82	24.39
9.	Bilateral hind limb oedema	20/82	24.39
10.	Constipation	18/82	21.95
11.	Diarrhoea	15/82	18.29
12.	Icterus	15/82	18.29
13.	Melena	15/82	18.29
14.	Hepatic encephalopathy	6/82	07.31
15.	Polyuria/polydipsia	5/82	6.09
16.	Depression	2/82	2.43

Tabela 4: Índices hematológicos de cães saudáveis e doentes (Média ±SE)

Groups	Details of dogs	No of animals	Hemoglobin* (g%)	Packed cell volume* (%)	Clotting time (min)	Bleeding time (min)
A	Healthy	06	11.33±0.95^a (9-14)	30±0.25^a (22.0-38.0)	5.5±1.45 (2.5-12)	3.0±0.74 (1-5)
B	Hepatic diseases	82	07.36±0.36^b (2-15)	22±0.92^b (8-38)	5.9±0.53 (0.5---18)	2.62±0.21 (0.5-9)
C	Extrahepatic diseases	58	07.38±0.41^b (2-15)	24.89±1.12^b (10-38)	5.61±0.53 (0.5-17)	2.57±0.19 (0.5-6)

Os valores entre parêntesis correspondem a intervalos

O tempo médio de coagulação em doenças hepáticas (22,00±0,92 g%) e extra-hepáticas (24,89±1,12%) foi baixo e diferiu significativamente ($P<0,05$) do de cães saudáveis (30±0,25%). O tempo médio de coagulação foi de 55±1,45, 5,9±0,5 e 5,61±0,53 minutos nos cães dos grupos A, B e C, respetivamente, e não diferiu significativamente em nenhum dos grupos. Da mesma forma, o tempo médio de hemorragia em cães dos grupos A, B e C foi de 3,0±0,74, 2,62±0,21 e 2,57±0,19 minutos, respetivamente, e também não diferiu significativamente entre os grupos.

A média ± SE dos índices hematológicos de cães que sofrem de diferentes doenças hepáticas é apresentada na Tabela 5. Entre as doenças hepáticas, o nível de hemoglobina (9,5±1,02 g%) foi comparativamente (P<0,05) mais elevado em cães com PSS intra-hepática do que em cães com hepatite ou cirrose (Tabela 5). No entanto, o PCV não diferiu significativamente entre estes grupos. O tempo de coagulação foi, embora ligeiramente mais elevado nos cães com cirrose hepática, estava dentro dos limites normais e não diferiu significativamente dos outros grupos. No entanto, os cães cirróticos apresentaram um tempo de hemorragia significativamente (P<0,01) mais elevado (3,93±0,48 min) em comparação com os cães com hepatite ou PSS intra-hepática (Tabela 5). O exame do esfregaço de sangue revelou alterações na morfologia dos eritrócitos, ou seja, células-alvo (Fig. 4), esferócitos, poiquilócitos (Fig. 5) e acantócitos (Fig. 5) em alguns casos de doenças hepáticas.

Embora os valores médios dos tempos de coagulação e de hemorragia em cães com doenças hepáticas não diferissem significativamente dos de outros cães, o seu intervalo era bastante variável. A sua distribuição é apresentada na Tabela 6. A percentagem de animais com valores normais de tempo de hemorragia e de coagulação foi menor na cirrose do que na hepatite e na PSS intra-hepática.

A gama e os valores médios dos índices hematológicos dos cães que sofrem de doenças extra-hepáticas são apresentados no Quadro 7. A hemoglobina e o PCV eram baixos nos casos de babesiose, erliquiose e infeção mista de *B. gibsoni* e *E. canis,* epilepsia e parvo, em comparação com os dos cães de controlo saudáveis. Os valores do tempo de coagulação e do tempo de hemorragia nestes cães que sofriam de perturbações extra-hepáticas estavam dentro dos limites normais.

O perfil enzimático sérico dos grupos A, B e C está representado na Tabela 8. A atividade sérica média da ALT nos cães dos grupos A, B e C foi de 32,08±10,55, 1118,29±211,35 e 251,12±108,37 U/L, respetivamente. A atividade da ALT foi

Tabela 5: Índices hematológicos de cães com Doenças extra-hepáticas (Média ±SE)

Diagnosis	No of animals	Hemoglobin* (g%)	Packed cell volume (%)	Clotting time (min)	Bleeding time** (min)
Hepatitis	47	6.87±0.45[a] (2-15)	21.37±1.15 (8-38)	5.03±0.67 (2-18)	2.33±0.23[a] (0.5-7)
Cirrhosis	21	7.02±0.51[a] (2-11)	21.19±1.58 (11-35)	7.1±1.24 (0.5-17)	3.93±0.48[b] (1.5-9)
Intrahepatic PSS	14	9.5±1.02[b] (4-15)	25.36±2.93 (12-37)	6.93±0.95 (3-14)	1.64±0.45[a] (0.5-7)

Os valores entre parêntesis correspondem ao intervalo *(P<0,05) **(P<0,01)

Tabela 6: Número de animais com índices anormais de hemorragia e coagulação em cães com doenças hepáticas

Diagnosis	No of animals	Clotting time			Bleeding time			Clotting and bleeding time		
		Prolonged	Shortened	Normal	Prolonged	Shortened	Normal	Prolonged	Shortened	Normal
Hepatitis	47	2/47	7/47	38/47	4/47	23/47	20/47	0/47	2/47	15/47
Cirrhosis	21	5/21	0/21	16/21	5/21	8/21	8/21	2/21	0/21	6/21
Intrahepatic PSS	14	1/14	1/14	12/14	1/14	0/14	13/14	0/14	0/14	11/14
Total	**82**	**8/82**	**8/82**	**66/82**	**9/82**	**31/82**	**41/82**	**2/82**	**2/82**	**32/82**
		16/82			40/82			4/82		

#Os valores alongados e encurtados têm como referência os valores de intervalo dados por Jain, 1986

Tabela 7: Índices hematológicos de cães com Extra doenças hepáticas (Média ±SE)

Diagnosis	No. of animals	Hemoglobin (g%)	Packed cell volume (%)	Clotting time (min)	Bleeding time (min)
Babesiosis (*B. gibsoni*))	16	7.38±0.80 (2-12)	26.25±2.11 (10-37)	4.41±0.73 (2-12)	2.44±0.31 (1-5)
Mixed infection of *B.gibsoni* and *E.canis*	21	7.89±0.76 (2-15)	25.76±2.18 (6-40)	6.21±0.94 (0.5-17)	2.78±0.31 (0.5-6)
Ehrlichiosis (*E.canis)*	03	16.46±0.59	21.67±1.65	4.67±1.36	3.16±1.11
Epilepsy	10	6.9±0.73 (2-10.5)	23.4±1.61 (17-35)	7.25±1.48 (0.5-15)	3.3±0.49 (1-6)
Parvo	06	7.39±0.96 (5-8)	25.17±2.74 (10-358)	4.75±0.86 (1-15)	3.42±0.78 (0.5-5)
Trypanosomosis (*T. evansi*)	01	15	39	07	2.0
Pyometra	01	12	35	05	1.5
Hydronephrosis	01	12	30	13	3.5

os valores entre parêntesis correspondem ao intervalo

Quadro 8: Perfil enzimático sérico de cães saudáveis e doentes (média±SE)

Groups	Details of dogs	No. of animals	ALT** (U/L)	γ-GT (U/L)	SAP* (U/L)
A	Healthy	06	32.08±10.55[a] (17-83)	10.89±3.79 (3.5-26)	49.20±12.50[a] (0-95.11)
B	Hepatic diseases	82	1118.29±211.33[b] (4-8464)	14.87±1.43 (0-60)	743.40±118.90[b] (0-4000)
C	Extrahepatic diseases	58	251.72±108.37[c] (6.5-6241)	10.90±1.63 (0-60)	399.85±94.82[c] (10-3000)

***(P<0.05)**
****(P<0.01)**
os valores entre parêntesis correspondem ao intervalo
Os sobrescritos diferentes diferem significativamente

A atividade da ALT foi significativamente (P<0,01) mais elevada nos cães do grupo B (doenças hepáticas) e C (doenças extra-hepáticas) do que no grupo A (cães saudáveis). A atividade da ALT também diferiu significativamente (P<0,01) nos cães dos grupos B e C. A atividade da y-GT foi de 10,89 ±3,79, 14,87±1,43 e 10,90±1,63 U/L nos cães dos grupos A, B e C, respetivamente, e não diferiu significativamente entre estes grupos. A atividade média da SAP em cães do grupo A (saudáveis), do grupo B (doenças hepáticas) e do grupo C (doenças extra-hepáticas) foi de 49,20±12,5, 743,40±118,90 e 399,85±94,82 U/L, respetivamente. O valor de SAP foi mais elevado nos cães afectados por doenças hepáticas do que nos cães saudáveis e diferiu significativamente (P<0,01) entre os grupos.

Entre as doenças hepáticas, a atividade média da ALT foi mais elevada (1775,76±340,36 U/L) na hepatite, seguida da cirrose (376,97±80,58 U/L) e da ESP intra-hepática (69,96±17,49 U/L) (Tabela 9). A atividade da ALT em cães com cirrose e PSS intra-hepática não diferiu significativamente. No entanto, os valores da ALT foram significativamente (P<0,01) mais baixos nestas doenças em comparação com os da hepatite. A atividade média da y-GT foi de 15,56±1,7, 19,1±3,62 e 6,21±1,29 U/L em cães com hepatite, cirrose e PSS intra-hepática, respetivamente. A atividade da y-GT foi significativamente (P<0,01) mais baixa em cães com PSS intra-hepática em comparação com a da hepatite e cirrose. A atividade média da SAP foi mais elevada nos casos de hepatite (980,33±146,35 U/L), seguida da da cirrose (523,6±141,21 U/L) e da ESP intra-hepática (294,64±136,10 U/L) (Tabela 9). Os níveis de SAP diferiram significativamente (P<0,05) na hepatite em relação aos da cirrose ou do ESP intra-hepático. No entanto, a atividade da SAP não diferiu significativamente entre a cirrose e a ESP intra-hepática.

Os perfis das enzimas séricas em cães com diferentes doenças extra-hepáticas são apresentados em Tabela 10. Nos casos de babesiose, parvo e epilepsia, as enzimas ALT e SAP estavam aumentadas para além do intervalo normal. O nível de yGT estava aumentado nos casos de parvo, piometria, tripanossomíase e hidronefrose.

O intervalo, a média e o erro padrão para as proteínas séricas totais, a albumina, as globulinas e o rácio A/G (albumina/globulina) em cães saudáveis e doentes são apresentados no Quadro 11. As proteínas séricas totais em cães saudáveis, em cães com doenças hepáticas e em cães com doenças extra-hepáticas foram de 6,22±0,68, 4,55±0,23 e 5,01±0,30 g%, respetivamente. Em comparação com cães saudáveis, as proteínas séricas totais

Tabela 9: Perfil enzimático sérico de cães com doença extra-hepática doenças (Média ±SE)

Diagnosis	No. of animals	ALT** (U/L)	γ-GT** (U/L)	SAP* (U/L)
Hepatitis	47	1775.97±340.36[a] (100-8464)	15.56±1.7[a] (0-39)	980.33±146.35[a] (35-4000)
Cirrhosis	21	376.97±80.58[b] (32.49-1225)	19.10±3.62[a] (0-60)	523.60±141.21[b] (0-2090)
Intrahepatic PSS	14	69.96±17.49[c] (4-200)	6.21±1.29[b] (0-19)	294.64±136.10[b] (30-390)

Os sobrescritos diferentes diferem significativamente,
*(P<0.05)
**(P<0.01)
os valores entre parêntesis correspondem ao intervalo

Quadro 10: Perfil enzimático sérico de cães com doenças extra-hepáticas (Média ±SE)

Diagnosis	No. of animals	ALT (U/L)	γ-GT (U/L)	SAP (U/L)
Babesiosis (*B. gibsoni*)	16	166.53±42.19 (13-441)	11.03±2.78 (2.7-35)	526.31±223.92 (10-3000)
Mixed infection of *B.gibsoni* and *E.canis*	21	74.18±26.79 (6.5-450)	9.59±1.42 (0-30)	214.05±91.19 (22-2050)
Ehrlichiosis (*E.canis*)	03	131.67±3.6	13.83±9.4	84.58±49.72
Epilepsy	10	116.5±24.1 (39-324)	6.3±2.48 (0-29)	127.4±29.12 (25-260)
Parvo	06	167.5±53.1 (69-441)	34.67±1.43 (29-40)	2030±13.5 (2000-2090)
Trypanosomosis (*T. evansi*)	01	20.00	23.16	30.33
Pyometra	01	37.00	19.00	29.00
Hydronephrosis	01	107.00	35.00	50.00

Os valores entre parêntesis correspondem ao intervalo

Tabela 11: Fracionamento das proteínas do soro de cães saudáveis e doentes (Média±SE)

Group	Details of dogs	No. of animals	Total protein (g%)	Albumin** (g%)	Globulins** (g%)
A	Healthy	06	6.22±0.68 (4.45-7.91)	2.6±0.29[a] (1.47-3.47)	3.62±0.74[a] (1.5-6.31)
B	Hepatic diseases	82	4.55±0.23 (0.3-9.28)	1.65±0.08[b] (0.46-3.04)	2.91±0.81[b] (0.21-6.96)
C	Extrahepatic diseases	14	5.01±0.30 (1.25-10.95)	1.82±0.106[b] (0.28-3.62)	3.18±0.24[b] (0.16-6.79)

Os sobrescritos diferentes diferem significativamente,
****(P<0.01)**
os valores entre parêntesis correspondem ao intervalo

As proteínas séricas totais foram mais baixas nos cães com doenças hepáticas (Quadro 11). O nível de proteínas séricas totais nos cães do grupo C, com doenças extra-hepáticas, era também inferior ao dos cães saudáveis.

Os valores médios de albumina sérica foram significativamente (P<0,01) mais baixos nas doenças hepáticas (1,65±0,08 g%) e extra-hepáticas (1,82±1,06 g%) do que nos cães saudáveis (2,6±0,287 g%). No entanto, os níveis séricos de albumina dos cães com doenças hepáticas e extra-hepáticas não diferiram significativamente. Os níveis médios de globulinas séricas foram de 3,62±0,74, 2,91±0,81 e 3,18±0,24 g% nos cães dos grupos A, B e C, respetivamente. Os valores de globulinas em cães com doenças hepáticas (grupo B) ou extra-hepáticas (grupo C) diferiram significativamente (P<0,01) dos de cães saudáveis (grupo A), mas os níveis de globulina sérica nos grupos B e C não diferiram significativamente.

Entre as doenças hepáticas, o valor médio das proteínas séricas totais (Tabela 12) nos casos de ESP intra-hepática (3,039±0,64 g%) foi significativamente (P<0,01) inferior ao da cirrose (4.Os valores médios de albumina na hepatite, cirrose e ESP intra-hepática foram de 1,8±0,102 g%, 1,7±0,11 g% e 1,06±0,21 g%, respetivamente. Os valores diferiram significativamente (P<0,01) na ESP intra-hepática em relação à hepatite e à cirrose. O nível de globulinas foi mais elevado na hepatite (3,24±0,23 g%), seguido do da cirrose (2,83±0,34 g%) e da ESP intra-hepática (1,97±0,42 g%). Os níveis de globulina na ESP intra-hepática diferiram significativamente (P<0,01) dos da hepatite e da cirrose, mas não houve diferença significativa nos valores de globulina entre a hepatite e a cirrose. O rácio A/G nas doenças hepáticas seguiu quase o mesmo padrão que a albumina e as globulinas. No entanto, o rácio A/G foi comparativamente elevado na cirrose, seguido da hepatite, e diminuiu na PSS intra-hepática.

O fracionamento das proteínas do soro de cães com hepatite ou cirrose por SDS-PAGE é ilustrado na Fig. 6. As bandas de 150 000 (globulinas Y), 140 000 (C-reactiva), 127 000 e 119 000 dalton eram evidentes apenas nos casos de hepatite, enquanto as bandas de 75 000 dalton (c3), 69 000 (albumina) e 54 000 (pré-albumina) apresentavam uma espessura menor na hepatite e na cirrose, em comparação com a dos cães de controlo saudáveis. Além disso, a espessura destes

Tabela12: Fracionamento das proteínas séricas de cães com doenças hepáticas (Média±SE)

Groups	Total protein** (g%)	Albumin** (g%)	Globulin** (g%)	A/G ratio
Hepatitis	5.03±0.27[a] (1.99-7.5)	1.8±0.10[a] (0.46-3.04)	3.24±0.23[a] (0.56-6.04)	0.79±0.11 (0.15-3.75)
Cirrhosis	4.49±0.42[a] (2.4-9.28)	1.70±0.11[a] (0.88-2.4)	2.83±0.34[a] (0.64-6.96)	0.82±0.14 (0.3-2.75)
Intrahepatic PSS	3.04±0.64[b] (0.30-6.68)	1.06±0.21[b] (0.08-2.13)	1.97±0.42[b] (0.21-4.58)	0.53±0.03 (0.27-0.71)

Os sobrescritos diferentes diferem significativamente,
****(P<0.01)**
os valores entre parêntesis correspondem ao intervalo

A presença de uma banda de proteína de cerca de 45 000 dalton (a(1)-antitripsina) era irregular e era evidente em ambos os casos de hepatite, mas apenas num caso de cirrose. Uma banda proteica de cerca de 45 000 dalton (a_1-antitripsina) era errática e era evidente em ambos os casos de hepatite, mas apenas num caso de cirrose.

A gama e os valores médios das proteínas séricas totais, da albumina e das globulinas em cães com doenças extra-hepáticas são apresentados no quadro 13. Os valores médios das proteínas séricas totais, da albumina e das globulinas estavam quase dentro dos limites normais (para os cães saudáveis), exceto no que se refere ao valor das proteínas séricas totais nos casos de infeção mista por *B. gibsoni* e *E. canis.*

A Tabela 14 mostra a influência das doenças hepáticas e extra-hepáticas nos valores da ureia sérica, da creatinina sérica e da bilirrubina total e direta. Os valores médios da ureia sérica em cães saudáveis (Grupo A), cães com doenças hepáticas (Grupo B) e cães com doenças extra-hepáticas (Grupo C) foram 37,97±10,26, 95±7,78 e 94,82±13,87 mg%, respetivamente. Os níveis séricos de ureia nos cães dos grupos B e C foram comparativamente mais elevados, embora estatisticamente não significativos, do que os dos cães saudáveis. Registou-se uma grande variação nos níveis de ureia sérica em cada grupo. Nas doenças hepáticas (1,24±0,13 mg%) e extra-hepáticas (1,09±0,20), os valores médios de creatinina foram ligeiramente superiores aos dos cães saudáveis (0,54±0,22 mg%). Em cada grupo, a variação nos valores da creatinina sérica foi demasiado grande, variando entre 0,08 e 9,27 mg/dl, para se poder tirar uma conclusão conclusiva e, por conseguinte, as diferenças entre os grupos não são estatisticamente significativas.

Os valores médios da bilirrubina total nas doenças hepáticas (grupo B) (2,92±0,26) e extra-hepáticas (grupo C) (1,76±0,18) foram mais elevados em comparação com os dos cães saudáveis (grupo A). No grupo B, os valores da bilirrubina total diferiram significativamente (P<0,01) dos valores dos grupos A e C. Os valores médios da bilirrubina direta no grupo B foram mais elevados (1,05±0,15 mg%), seguidos pelos do grupo C (0,639±0,08 mg%) e do grupo A (0,26±0,11). As diferenças entre os grupos B e C foram significativas (P<0,05).

A Tabela 15 mostra a média±SE juntamente com os valores de intervalo da ureia sérica, creatinina sérica, bilirrubina total e direta em diferentes doenças hepáticas. Entre as doenças hepáticas, os níveis médios de ureia foram mais baixos na ESP intra-hepática (47,32±4,51 mg%) e na cirrose (68,62±10,24 mg%) do que na hepatite

Tabela13: Fracionamento das proteínas séricas de cães com doenças extra-hepáticas (Média ± SE)

Diagnosis	No. of animals	Total protein (g%)	Albumin (g%)	Globulin (g%)
Babesiosis (*B. gibsoni*)	16	5.43±10.55 (1.99-10.4)	1.91±0.22 (0.07-3.62)	3.52±0.39 (0.74-6.79)
Mixed infection of *B.gibsoni* and *E.canis*	21	4.29±0.49 (1.25-0.95)	1.57±0.16 (0.28-3.28)	2.73±0.41 (0.16-8.97)
Ehrlichiosis (*E.canis)*	03	4.83±0.75	1.98±0.11	2.84±0.64
Epilepsy	10	4.82±0.75 (1.44-10.6)	1.88±0.26 (0.28-3.07)	2.95±0.64 (0.6-5.30)
Parvo	06	5.71±0.58 (3.42-7.44)	1.96±0.21 (1.3-2.69)	3.75±0.44 (1.89-5.00)
Trypanosomosis (*T. evansi*)	01	8.33	2.1	6.23
Pyometra	01	7.42	3.10	4.32
Hydronephrosis	01	5.31	1.89	4.42

Os valores entre parêntesis correspondem ao intervalo

Tabela 14: Valores da ureia sérica, creatinina sérica, bilirrubina total e bilirrubina direta de cães saudáveis e doentes (média±SE)

Groups	Details of dog	No. of animals	Serum urea (mg%)	Serum Creatinine (mg%)	Total bilirubin** (mg%)	Direct bilirubin* (mg%)
Group A	Healthy	47	37.97±10.26 (14-84)	0.54±0.22 (0.09-1.62)	0.70±0.22[a] (0.20-1.46)	0.26±0.11[ab] (0-0.55)
Group B	Hepatic diseases	21	95±7.78 (2.5-265.93)	1.24±0.13 (0.09-4.86)	2.92±0.26[b] (0.12-9.0)	1.05±0.15[a] (0-6.05)
Group C	Extrahepatic diseases	14	94.82±13.87 (8-265)	1.09±0.20 (0.08-9.27)	1.76±0.18[a] (0.14-6.10)	0.640±0.08[b] (0-2.86)

t Os valores da bilirrubina total (26,3 mg%) e da bilirrubina direta (23,6 mg%) eram extremamente elevados num caso de hepatite com obstrução biliar, pelo que não foram incluídos na análise estatística.
Os sobrescritos diferentes diferem significativamente
****(P<0.01)**
os valores entre parêntesis correspondem ao intervalo

Tabela 15: Valores da ureia sérica, da creatinina sérica, da bilirrubina total e da bilirrubina direta de cães com doenças hepáticas (média ± ESE)

Diagnosis	No. of animals	Serum urea** (mg%)	Serum Creatinine** (mg%)	Total bilirubin** (mg%)	Direct bilirubin** (mg%)
Hepatitis	47	121.96±11.30[a] (12.98-265.39)	1.67±0.20[a] (0.41-4.86)	3.13±0.38[a] (0.12-9.0)	1.52±0.25[a] (0-6.05)
Cirrhosis	21	68.2±10.24[b] (2.5-201.75)	0.56±0.06[b] (0.09-1.00)	1.24±0.22[b] (0.15-2.73)	0.17±0.05[b] (0.0-0.65)
Intrahepatic PSS	14	47.32±4.51[b] (20-67)	0.83±0.03[b] (0.66-1.01)	4.75±0.36[c] (2.5-7.19)	0.82±0.10[ab] (0.44-1.50)

t Os valores da bilirrubina total (26,3 mg%) e da bilirrubina direta (23,6 mg%) eram extremamente elevados num caso de hepatite com obstrução biliar, pelo que não foram incluídos na análise estatística.

Os sobrescritos diferentes diferem significativamente
****(P<0.01)**
os valores entre parêntesis correspondem ao intervalo

(121,96±11,30mg %). Os valores diferiram significativamente (P<0,01) na cirrose e na PSS intra-hepática em relação aos da hepatite. Os valores médios de creatinina foram significativamente (P<0,01) mais baixos na cirrose (0,56±0,06mg %) e na ESP intra-hepática (0,83±0,03mg %) do que na hepatite (1,67±0,20mg %). No entanto, os valores de creatinina sérica observados na cirrose e na ESP intra-hepática não diferiram significativamente. Os níveis médios de bilirrubina total foram mais elevados na ESP intra-hepática (4,75±0,36mg %), seguidos pelos da hepatite (3,13±0,38mg %) e cirrose (1,24±0,22) e os valores diferiram significativamente ($P<0,01$) em cada grupo. Os níveis médios de bilirrubina direta foram mais elevados na hepatite (1,5±0,25mg %), seguidos pelos da ESP intra-hepática (0,816±0,98mg %) e da cirrose (0,17±0,45mg %), tendo os valores diferido significativamente ($P<0,01$) entre a hepatite e a cirrose.

A Tabela 16 mostra os valores médios e os intervalos para a ureia sérica, a creatinina sérica, a bilirrubina total e a bilirrubina direta em cães com doenças extra-hepáticas. Os níveis de ureia sérica foram mais elevados em todos os casos, ou seja, hidronefrose (831,7 mg%), tripanossomose (742,50 mg%), piometria (140 mg%), infeção mista de *B. gibsoni* e *E. canis* (119,55±33,42 mg%), babesiose (86,52±16,07 mg%), epilepsia (72,48±17,1 mg%), parvo (51,36±6,5 mg%) e erliquiose (42±10,4 mg%). Os níveis séricos de creatinina estavam muito aumentados no caso da hidronefrose (9,8 mg%) e da tripanossomíase (7,24 mg%). Os níveis médios de bilirrubina total e direta foram ligeiramente mais elevados em cada doença, com uma ampla gama de variação, em comparação com os de cães saudáveis.

O exame microscópico dos sedimentos urinários revelou a presença de cristais castanho-dourados em forma de maçã espinhosa, semelhantes aos cristais de biureto de amónio (Fig. 7) em 70% dos cães com ESP intra-hepática ou cirrose.

Os resultados dos estudos electrocardiográficos, como a frequência cardíaca, o eixo elétrico médio (no plano frontal) e as diferentes amplitudes e intervalos dos cães com ascite, são apresentados na Tabela 17. A frequência cardíaca média e o eixo elétrico (no plano frontal) foram 158,72±10,6bpm e $+80,66\pm2,09^0$, respetivamente. As amplitudes médias para as ondas P, R e T foram 0,135±0,018mV, 1,12±0,095mV e 0,17±0,026mV; e as durações médias para P, QRS, segmento ST e QT foram 0,0345±0,002 seg, 0,045±0,0018 seg, 0,038±0,0043 seg e 0,149±0,010 seg, respetivamente. Em nenhum caso foi detectada qualquer evidência de

Tabela 16: Valores da ureia sérica, creatinina sérica, bilirrubina total e bilirrubina direta de cães com doenças extra-hepáticas (média±SE)

Diagnosis	No. of animals	Serum urea (mg%)	Serum creatinine (mg%)	Total bilirubin (mg%)	Direct bilirubin (mg%)
Babesiosis (*B. gibsoni*))	16	86.52±16.07 (8-210)	1.53±0.52 (0.16-9.27)	1.97±0.37 (0.22-6.1)	0.65±0.15 (0-2.12)
Mixed infection of *B.gibsoni* and *E.canis*	21	119.55±33.42 (8-210)	1.01±0.31 (0.16-7.24	1.58±0.22 (0.14-4.86)	0.61±0.08 (0.07-1.44)
Ehrlichiosis (*E.canis)*	03	42±10.4	1.03±0.07	1.37±0.35	0.57±0.22
Epilepsy	10	72.48±17.1 (15.59-210)	1.19±0.40 (0.16-4.86)	1.89±0.54 (0.22-6.1)	0.67±0.23 0.0-2.53
Parvo	06	51.36±6.5 (40-85)	0.95±0.37 (0.09-2.84)	1.63±0.42 (0.6-3.6)	0.56±0.29 (0.0-2.1)
Trypanosomosis (*T. evansi*)	01	742.5	7.24	1.50	0.802
Pyometra	01	140.0	2.0	2.1	0.601
Hydronephrosis	01	831.7	9.8	1.32	0.62

Os valores entre parêntesis correspondem ao intervalo

Tabela 17: Achados electrocardiográficos em cães ascíticos (Média±SE)

Electrocardiographic features	Mean± SE	Range
Heart rate (bpm)	158.72±10.6	(78-270)
Mean electrical axis (in frontal plane)	+80.66±2.09°	(+67°to +97°)
Amplitudes (mV)		
a) P wave	0.135±0.018	(Wpm/0.05-0.3)
b) R wave	1.12±0.095	(0.5-2.2)
c)T wave	0.17±0.026	(-0.25 to 0.5)
Duration (sec)		
P (interval)	0.0345±0.0022	(wpm/ 0.02-0.05)
QRS (interval)	0.045±0.0018	(0.03-0.06)
ST (segment)	0.038±0.0043	(0.02-0.08)
QT (interval)	0.149±0.010	(0.06-0.22)

(n= 39)

Foi detectado aumento do ventrículo ou bloqueio do ramo direito ou insuficiência cardíaca direita. (Fig. 8)

Os pormenores dos estudos ultra-sonográficos são apresentados nos quadros 18, 19, 20 e 21. Em cães saudáveis (6), o fígado apresentava uma ecogenicidade normal (Fig. 9); (ou seja, padrão de ecografia uniforme) interrompido pela veia hepática e pela veia porta e era isoecogénico ou ligeiramente mais ecogénico do que o córtex renal direito, mas hipoecogénico do que o baço, e a vesícula biliar também era normal (ou seja, estrutura anecóica redonda a oval) com margens bem definidas, como qualquer outra estrutura cheia de líquido, e produzia realce acústico nos tecidos profundos da vesícula biliar.

Dos 82 cães com doenças hepáticas, a ecografia abdominal revelou um fígado hipoecogénico aumentado (Fig. 10) em 47 casos (2 focais; 45 difusos), um fígado hiperecogénico brilhante mas pequeno (Fig. 11) em 21 casos e, em 14 casos, foi detectada uma derivação entre a veia caudal e a veia porta e o fígado apresentava hiperecogenicidade focal em alguns locais (Fig. 12) (Tabela 18). Entre estes 14 casos de ESP intra-hepática, um estava associado a colelitíase.

O levantamento ultrassonográfico de cães com doenças extra-hepáticas é apresentado na Tabela 19. Foi observado um fígado hipoecogénico difuso em casos de babesiose, erliquiose e infeção mista de *B. gibsoni* e *E. canis.* Enquanto o fígado era normoecóico em casos de epilepsia, parvo, piometria, tripanossomíase e hidronefrose.

As anomalias da vesícula biliar nestes cães são apresentadas no Quadro 20. Em 40 cães, a vesícula biliar era normal ou não era visível (devido à presença de fluido). A vesícula biliar normal era vista como uma estrutura anecóica redonda a oval, imediatamente à direita da linha média na maioria dos exames ao fígado (Fig. 13). O tamanho era variável, dependendo da altura da alimentação e da forma como era abordada. Noutros 42 cães, foram observadas anomalias na vesícula biliar. A parede da vesícula biliar com> 3,5 mm de espessura foi diagnosticada como parede espessada. A parede espessada (Fig. 14), a distensão (Fig. 15) e o lodo estavam presentes, isoladamente ou em combinação, em 17, 37 e 13 cães, respetivamente. Três casos eram de obstrução da vesícula biliar. Destes, dois tinham uma extremidade cega (Fig. 16) e um tinha colelito (Fig. 17). A distensão da vesícula biliar com lama e parede espessada, sugestiva de colecistite (Fig. 18), foi observada apenas em seis casos.

Quadro 18: Exame ultrassonográfico abdominal de cães com doenças hepáticas

Hepatic echotexture	Number of animals	
1) Hyperechoic	21	
a) focal		02
b) diffused		19
2) Hypoechoic	47	
a) focal		02
b) diffused		45
3) Portosystemic shunt	14	
Total	**82**	

Quadro 19: Exame ultrassonográfico abdominal de cães com doenças extra-hepáticas

Disease	No. of Animals	Liverecho
Babesiosis (*B. gibsoni*)	16	Diffused hypoechoic
Ehrlichiosis (*E. canis*)	03	Diffused hypoechoic
Mixed infection (*B.gibsoni* and *E.canis*)	21	Diffused hypoechoic
Epilepsy	10	NAD
Parvo	06	Difused hypoechoic
Pyometra	01	NAD
Trypanosomosis	01	NAD
Hydronephrosis	01	NAD

Quadro 20: Anomalias da vesícula biliar em cães com doenças hepáticas.

Gall Bladder changes	No.
1) No change	40
2) Abnormal changes	42
a) Thick gall bladder wall*	17
b) Distension of gall bladder*	37
c) Sludge*	13
d) Sludge with thick wall*	03
e) Obstruction/ cholelith*	03
f) Distension with sludge*	04
g) Distension with thick wall*	08
h) Distension with sludge and thick wall*	06

Nota: - indica quer isoladamente, quer em combinação.

Foram efectuadas medições ultra-sonográficas do fígado em 31 cães (18 com hepatite, 8 com cirrose e 5 com PSS intra-hepática) e o seu peso corporal real foi registado. A Tabela 21 mostra o tamanho ultrassonográfico real do fígado, o peso corporal, o tamanho calculado do fígado para o peso corporal correspondente, o peso real do fígado de acordo com o tamanho ultrassonográfico do fígado e o peso calculado do fígado para o tamanho calculado do fígado para o peso corporal correspondente. O tamanho médio do fígado foi de 8,33±0,55, 5,20±0,49 e 4,95±0,66 cm na hepatite, cirrose e ESP intra-hepática, respetivamente. Foi evidente que o tamanho do fígado era maior nos casos de hepatite e era menor nos casos de ESP intra-hepática. Foi encontrada uma diferença significativa ($P<0,01$) na hepatite com cirrose e na ESP intra-hepática para o tamanho do fígado por ultra-sons e para o peso real do fígado obtido a partir do tamanho do fígado por ultra-sons. No grupo da hepatite, apenas se verificou uma diferença significativa ($P<0,01$) entre o tamanho do fígado calculado e o tamanho ecográfico e entre o peso real e o peso calculado do fígado.

Os resultados dos estudos radiográficos estão representados na Fig. 19. Nos casos de hepatite/congestão, o fígado estava aumentado de tamanho com extremidades arredondadas e sobressaía para além dos limites costais na radiografia abdominal lateral.

Um estudo conciso e comparativo sobre as variações observadas em diferentes índices em diferentes doenças hepáticas é apresentado na Tabela 22. Os valores de cada parâmetro em cada cão foram comparados com os valores médios ± 2 DP, obtidos em relação a 6 cães saudáveis e classificados em três categorias: inferior ao intervalo normal (L), intervalo normal (N) e superior ao intervalo normal (H).

Nos casos de hepatite, os valores da hemoglobina, do volume de células compactadas, do tempo de coagulação, do tempo de hemorragia, da alanina aminotransferase, da y-glutamil transferase, dos fosfatos alcalinos, das proteínas totais, da albumina, da ureia sanguínea, da creatinina sérica, da bilirrubina total e da bilirrubina direta estavam dentro dos valores normais em 40.43, ,68.09, 85.11, 80.85, 0, 36.17, 14.89, 85.11, 80.85, 51.06, 76.60, 40.42 e 46.81% dos casos e mais elevados em 2.37, 0, 14.89, 4.26, 100.0, 14.89, 85.11, 0, 0, 48,93, 23,4, 59,57, e 53,19% dos casos; e inferior em 57,45, 31,92, 0, 14,89, 0, 46,82, 0, 14,89, 19,15, 0, 0,0, 0%, respetivamente.

Tabela 21: Medições ultra-sonográficas do tamanho e do peso do fígado em cães com doenças hepáticas (média ±SE)

Diagnosis	Body weight of dogs (kg)	U/S measurement of liver size** (Y) (cm)	Actual liver weight U/ S for liver size** (g)	Calculated liver size of corresponding body weight (Z) (cm)	Calculated weight for calculated liver size for corresponding body weight (g)
Hepatitis/ Congestion	16.83±2.7 (5 -50)	8.33±0.55[a] (5.29 -13.5)	709.0±70.33[a] (323.15-1365.82)	7.55±0.57 (5.09-13.64)	606.96±73.47 (297.75-1383.65)
Cirrhosis/ Fibrosis	11.94±2.07 (4.5-22.0)	5.20±0.49[b] (2.56-6.78)	344.75±45.75[b] (177.10-512.38)	7.16±0.64 (4.99-10.58)	596.05±79.25 (226.67-994.98)
Intrahepatic PSS	6.8±1.4 (2.5-12)	4.95±0.66[b] (3-7.1)	280.4±84.18[b] (32.32-553.02)	5.74±0.36 (4.61-6.84)	380.55±45.93 (236.79-520)

**($p<0.01$)

Os sobrescritos diferentes diferem significativamente

Os valores entre parêntesis correspondem ao intervalo

Quadro 22: Avaliação comparativa da eficácia de diferentes parâmetros para o diagnóstico de doenças hepáticas

Group		Hb	PCV	CT	BT	ALT	γ-GT	SAP	T.Pro	Alb.	Urea	Creat.	Total Bili.	Direct Bili.
Hepatitis n=47	Higher	1 2.13%	0	7 14.89%	2 4.26%	47 100%	7 14.89%	40 85.11%	0	0	23 48.93%	11 23.4%	28 59.57%	25 53.19%
	Normal	19 40.43%	32 68.09%	40 85.11%	38 80.85%	0	17 36.17%	7 14.89%	40 85.11%	38 80.85%	24 51.06%	36 76.60 %	19 40.42%	22 46.81%
	Lower	27 57.45%	15 31.92%	0	7 14.89%	0	22 46.81%	0	7 14.89%	9 19.15%	0	0	0	0
Cirrhosis n=21	Higher	0	0	5 23.81%	3 23.81%	14 66.67%	5 23.81%	15 71.43%	0	0	5 23.81%	0	7 33.33	0
	Normal	8 38.10%	14 66.67%	15 71.43%	18 87.5%	7 33.33%	10 47.62%	5 23.81%	17 80.95%	17 80.95%	16 76.19%	21 100%	14 66.67%	21 100%
	Lower	13 61.91%	7 33.33%	1 4.76%	0	0	6 28.57%	1 4.76%	4 19.05%	4 19.05%	0	0	0	0
Intra hepatic PSS n= 14	Higher	2 14.29%	1 7.14%	2 14.29%	1 7.14%	4 28.57%	0	6 42.86%	0	0	0	0	14 100%	5 35.71%
	Normal	7 50%	8 57.14%	12 85.71%	12 85.71%	9 64.29%	14 100%	8 57.14%	8 57.14%	8 57.14%	14 100%	14 100%	0	9 64.29%
	Lower	5 35.71%	5 35.71%	0	1 7.14%	0	0	0	6 42.86%	6 42.86%	0	0	0	0

*Mais alto e mais baixo com referência ao de cães saudáveis±2SD

Nos casos de cirrose/fibrose, os valores de hemoglobina, volume de células compactadas, tempo de coagulação, tempo de hemorragia, alanina aminotransferase, y-glutamil transferase, fosfatos alcalinos, proteínas totais, albumina, ureia sanguínea, creatinina sérica, bilirrubina total e bilirrubina direta estavam dentro dos valores normais em 38,10%,. 66,67%, 71,43%, 87,50, 33,33%, 47,62%, 23,81%, 80,95%, 80,95%, 76,19%, 100%, 66,67% e 100% dos casos; mais elevados em 0, 0, 23,81%, 23,81%, 66,67%, 23.81%, 71,43%, 0, 0, 23,81%, 0, 33,33% e 0%; menor em 61,91%, 33,33%, 4,76%, 0, 0, 28,57%, 4,76%, 19,5%, 19,5%, 0, 0 e 0%, respetivamente.

Nos casos de ESP intra-hepática, os valores de hemoglobina, volume de células, tempo de coagulação, tempo de hemorragia, ALT, y-GT, SAP, albumina proteica total, ureia no sangue, creatinina sérica, bilirrubina total e direta estavam dentro dos limites normais em 50%, 57,14%, 85.71%, 85,71%, 64,29%, 100%, 57,14%, 57,14%, 100%, 100%, 0 e 64,29%, mais elevados em 14,29%, 7,14%, 14,29%, 7,14%, 28,57%, 0, 42.86%, 0, 0, 0, 0, 0, 100% e 35,71%, mais baixos em 35,71%, 35,71%, 0, 7,14%, 0, 0, 0, 42,86%, 42,86%, 0, 0, 0 e 0%, respetivamente.

FASE II: ESTUDO TERAPÊUTICO

O intervalo, a média e os erros padrão para as enzimas ALT, y-GT e SAP nos dias 0, 3 e 7 após a terapia com "Silymarin" em cães do grupo I juntamente com o grupo de controlo da doença, ou seja, o grupo II, são apresentados na Tabela 23.

As actividades séricas de ALT (277,50±85,86, 277,5±78,40, 259,17±78,04 U/L), SAP (227,83±66,28, 214±59,01, 214,5±57,36 U/L) e y-GT (22,67±8,94, 22,08±8,17, 19,55±8,03 U/L) em cães doentes (grupo II, ou seja, sem silimarina) permaneceram quase estáticas durante os períodos de observação a 0, 3 e 7 dias após a terapia. Enquanto a ALT (291,67±93,97, 215,±71,97, 132,17±32,78 U/L), a SAP (229,67±91,99, 134,17±35,09, 100,0±27,81 U/L) e a y-GT (19,72±6,1, 13,29±3,64, 6,9±3,57 U/L) em cães tratados com silimarina (grupo I) apresentaram uma tendência acentuada para o declínio nos dias 0, 3 e 7 após a terapia (Fig. 20). Quando a significância da variância em ambos os grupos nos dias 0, 3 e 7 após a terapia foi testada utilizando o teste "t" emparelhado, as alterações nas actividades enzimáticas foram, embora estatisticamente não significativas, mostraram uma diminuição definitiva das actividades enzimáticas nos cães doentes tratados com silimarina. Uma análise mais aprofundada no grupo tratado (I) revelou que a atividade ALT baixou

Quadro 23: Efeito da "silimarina" nas actividades enzimáticas séricas de cães com hepatite (Média±SE)

Enzymes	ALT (U/L)			γ-GT (U/L)			SAP (U/L)		
Days	**0**	**3**	**7**	**0**	**3**	**7**	**0**	**3**	**7**
Group I (treated)	291.67 ± 93.97 (140-790)	215.00 ± 71.97 (100-600)	132.17 ± 32.78 (70-300)	19.72 ± 6.10 (7.9-49)	13.29 ± 3.64 (5.2-30.2)	6.90 ± 3.57 (0-25)	229.67 ± 91.99 (70-703)	134.17 ± 35.09 (50-300)	100.00 ± 27.81 (50-230)
Group II (untreated)	277.50 ± 85.86 (100-700)	277.50 ± 78.40 (130-655)	259.17 ± 78.04 (125-645)	22.67 ± 8.94 (5-70)	22.08 ± 8.17 (5.5-6.5)	19.55 ± 8.03 (3.9-62)	227.83 ± 66.28 (80-502)	214.00 ± 59.01 (90-439)	214.50 ± 57.36 (85-430)

Os valores entre parêntesis correspondem ao intervalo

A atividade da y-GT em cães do grupo I tornou-se significativamente (P<0,05) baixa no 7° dia após a terapia, em comparação com a do dia 0. Curiosamente, os valores de y-GT dos cães tratados com silimarina também diferiram significativamente (P<0,03) entre 3 e 7 dias após a terapia. No entanto, os valores de y-GT no 3° dia foram baixos, mas estatisticamente não diferentes desse dia. A atividade SAP também mostrou uma tendência decrescente semelhante que foi significativamente (P<0,05) mais baixa no 7° dia após a terapia do que no dia 0.

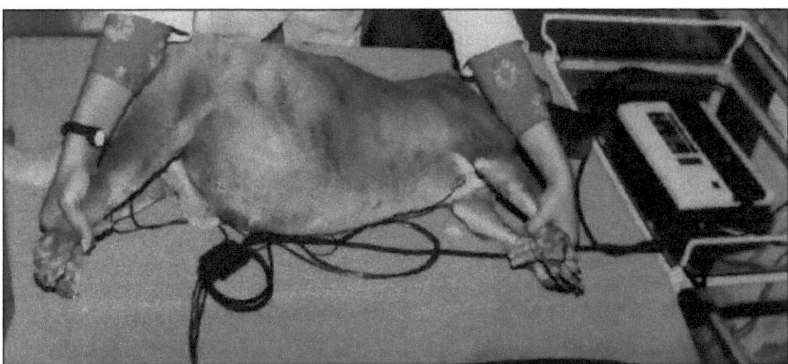

Fig. 1: Fotografia de um cão mostrando a sua posição e colocação dos eléctrodos Durante a realização do ECG

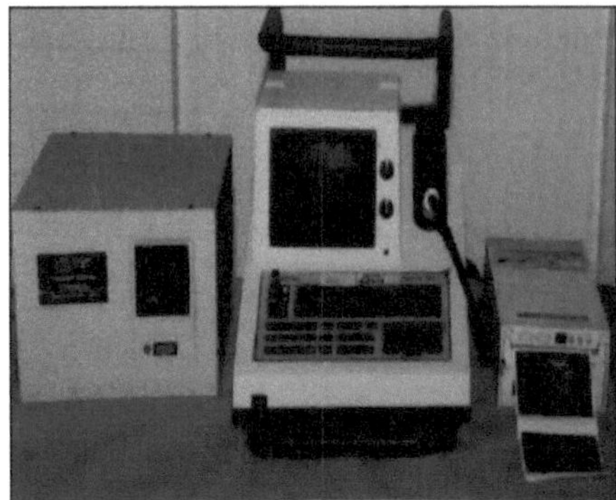

Fig. 2: Fotografia de uma máquina de ultra-sons (Scanner - 200 vet. Pie medical, Países Baixos) com um transdutor AAS de 5,0 MHz e uma impressora térmica (Mitsubishi - Japão)

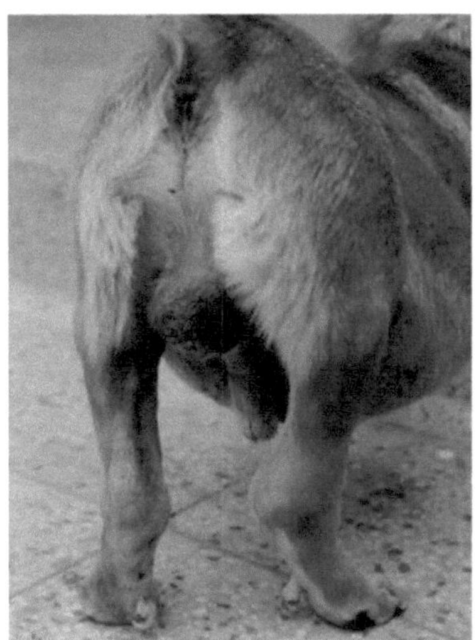

Fig. 3: Fotografia de um cão com ascite acentuada com edema bilateral dos membros posteriores devido a cirrose hepática

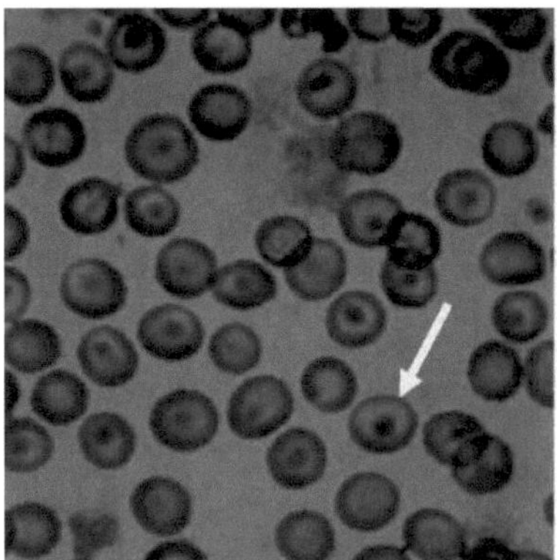

Fig. 4: Microfotografia de um esfregaço de sangue canino que mostra a presença de células-alvo (Coloração de Giemsa). A hemoglobina acumula-se de forma concêntrica

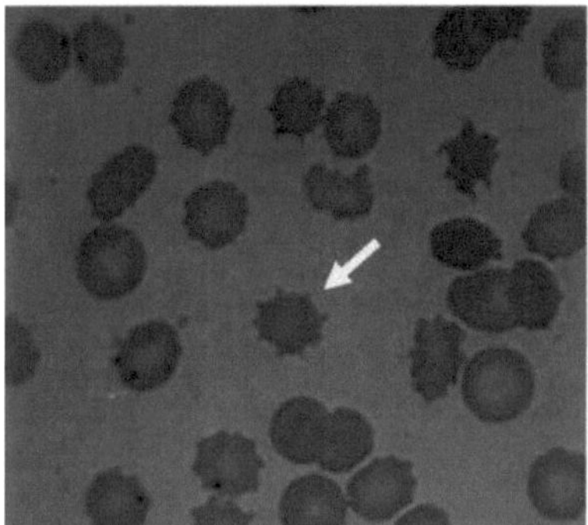

Fig. 5: Microfotografia de um esfregaço de sangue canino mostrando poiquilocitose, anisocitose e células em rebarba. (Acantócito - seta).

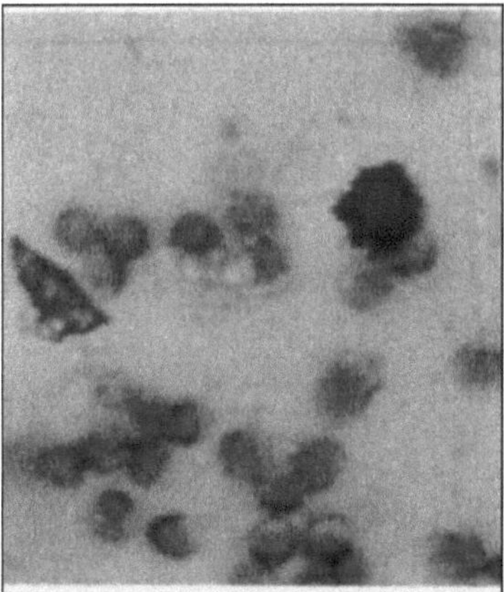

Fig. 6: Microfotografia de uma amostra de urina de um cão (com PSS) mostrando a presença de de cristais de biureto de amónio (mag. - 40 x 12,5 coloração de Giemsa).

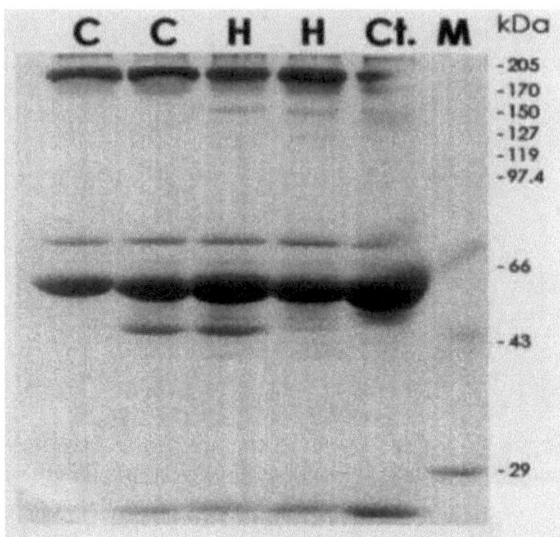

Fig. 7: Fotografia de SDS-PAGE de soros caninos que mostra uma diminuição das concentrações de albumina em casos de hepatite (H) e cirrose (C) e um aumento da concentração de y-globulina em casos de hepatite (Ct. - controlo, M. - marcador).

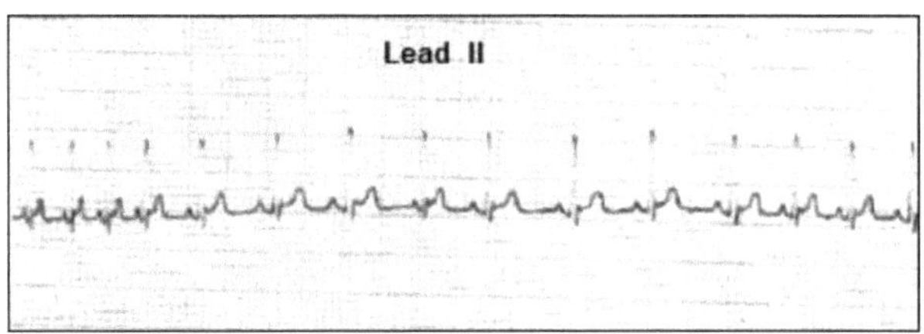

Fig. 8: Eletrocardiograma de um cão adulto macho da Pomerânia com ascite grave (frequência cardíaca - 160 bpm, MEA- +84°, Pamp.- 0,1mV, P dur. 0,04 seg., onda R 0,9 mV, QRS dur.- 0,06 seg., ST seg. 0,08 seg., onda T 0,2 mV, intervalo QT - 0,2 seg.) excluiu a possibilidade de aumento do ventrículo direito

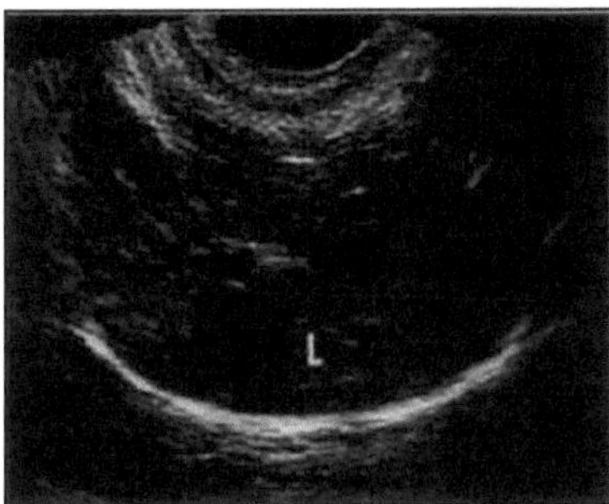

Fig. 9: Aspeto ultrassonográfico de um fígado normal num cão saudável

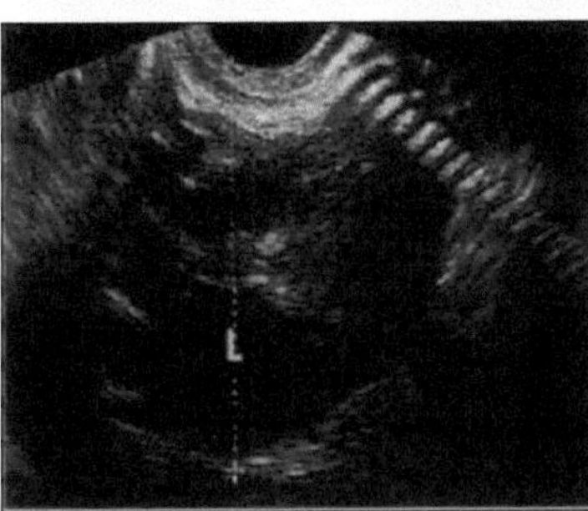

Fig. 10: Ultrassonografia de um fígado canino mostrando ecotextura hipoecóica difusa, sugestiva de congestão hepática/hepatite.

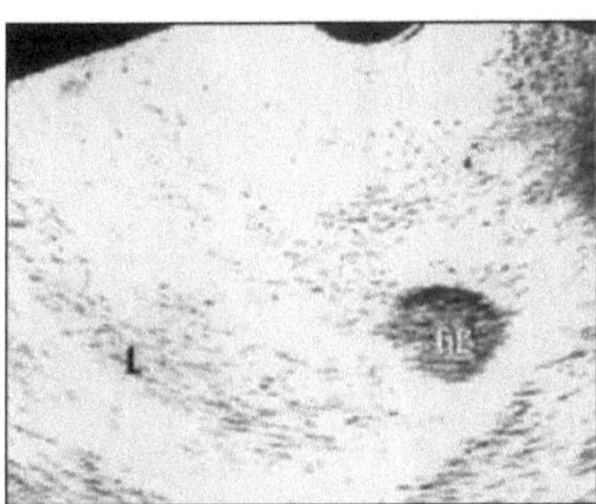

Fig. 11: Ultrassonografia de um fígado canino mostrando ecotextura hiperecóica difusa com tamanho hepático reduzido, sugerindo cirrose/fibrose

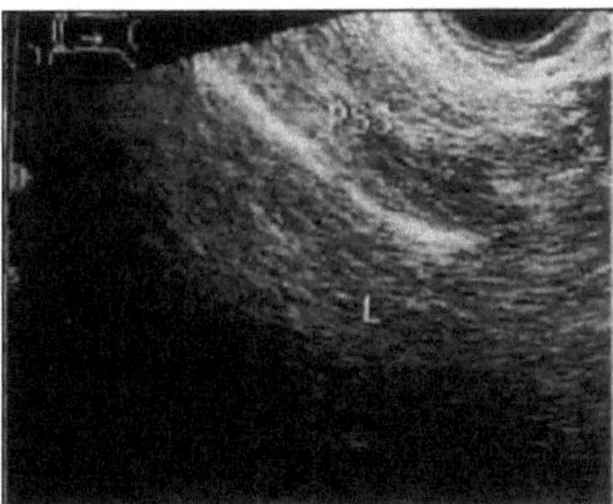

Fig. 12: Ultrassonografia de um fígado canino que mostra o PSS intra-hepático entre a veia cava caudal e a veia porta

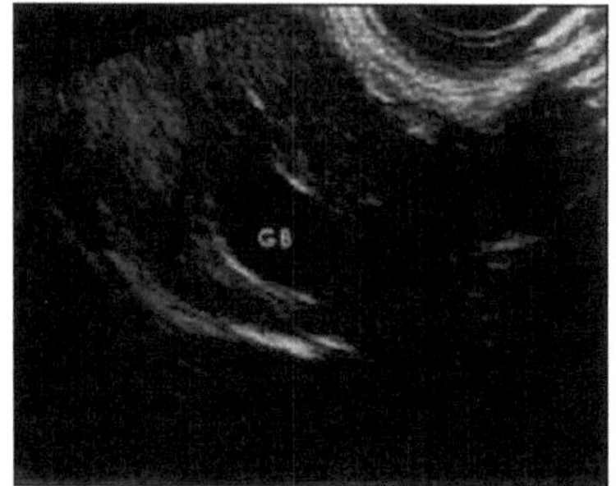

Fig. 13: Aspeto ultrassonográfico de um
vesícula biliar num cão saudável

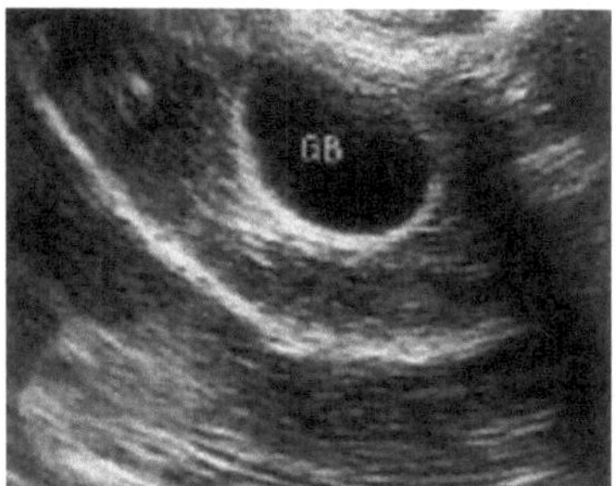

Fig. 14: Aspeto ultrassonográfico do canino
vesícula biliar com parede espessada

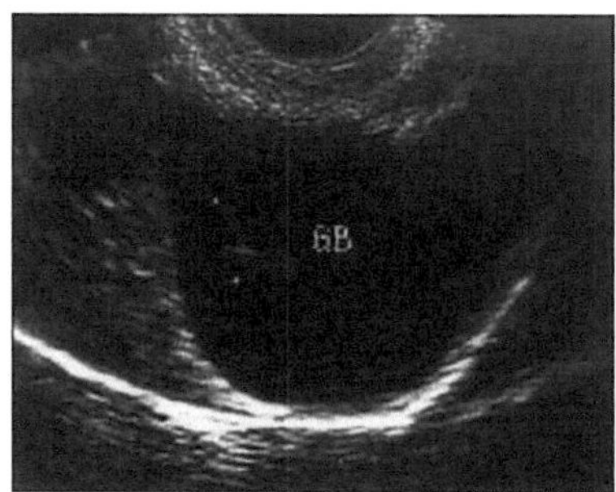

Fig. 15: Aspeto ultrassonográfico de um
vesícula biliar canina com distensão

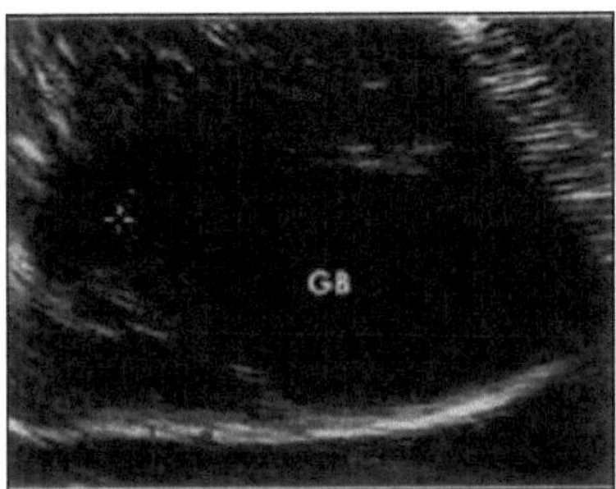

Fig. 16: Aspeto ultrassonográfico da vesícula canina bexiga com distensão e extremidade craniana cega

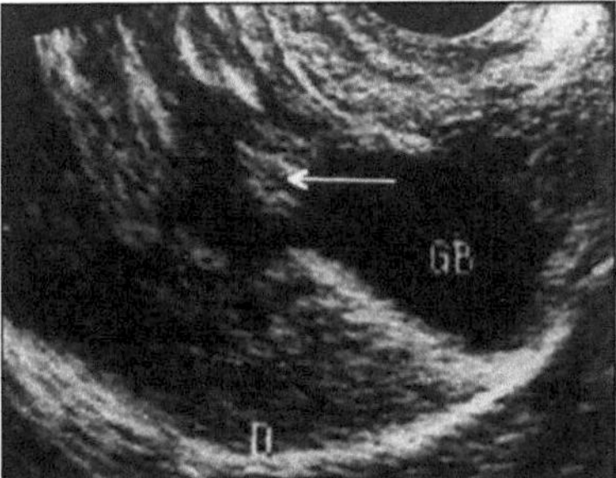

Fig. 17: Aspeto ultrassonográfico da vesícula canina bexiga com obstrução no ducto cístico

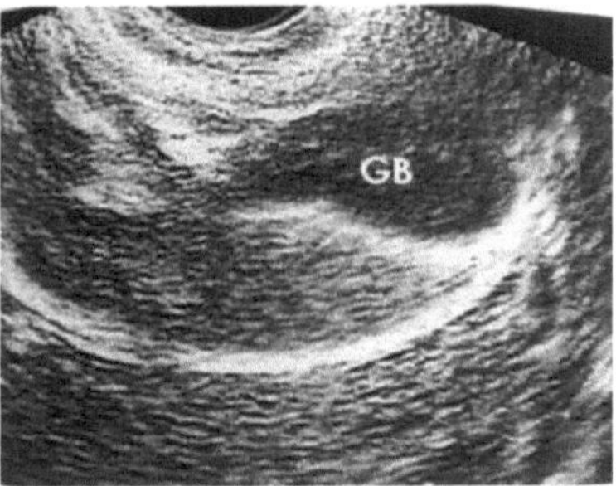

Fig. 18: Aspeto ultrassonográfico da vesícula biliar canina com parede espessada, distensão e lama sugestiva de colecistite

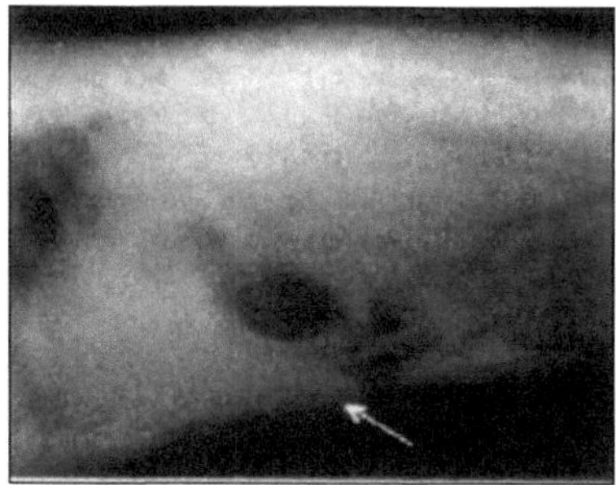

Fig. 19: Radiografia abdominal lateral de um cão macho de dois anos de idade, sem descrição, com hepatomegalia generalizada (o fígado estende-se para além da arcada costeira).

Fig.20: Efeito da silimarina nas enzimas do soro actividades dos cães com hepatite

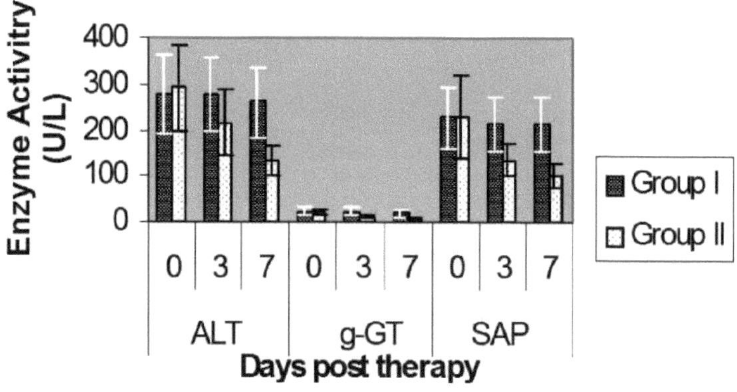

Discussão

A avaliação clínica de um cão com suspeita de doença hepatobiliar não é, de modo algum, um processo simples, uma vez que nenhum teste de diagnóstico único, atualmente disponível, tem especificidade e sensibilidade. A tarefa é ainda mais complicada devido ao vasto leque de papéis do fígado na digestão, no metabolismo intermédio, na excreção, na desintoxicação e nas funções imunológicas, que tornam os sinais clínicos inespecíficos e também expõem o fígado a lesões provocadas por outras doenças sistémicas. Estas doenças extra-hepáticas complicam o diagnóstico devido ao facto de imitarem os sintomas das doenças hepáticas, desviando assim a atenção das doenças extra-hepáticas subjacentes. Muitas vezes, as doenças hepáticas são descobertas com base em testes de rastreio hematobioquímicos e urológicos de rotina. O aumento da atividade enzimática é comum nos cães e, por conseguinte, representa o principal obstáculo a um diagnóstico preciso, uma vez que não fornece qualquer indicação das capacidades funcionais do fígado (Center, 1994). Nos últimos anos, a utilização simultânea da ecografia de rastreio melhorou a capacidade dos clínicos no diagnóstico de doenças hepáticas (Cartee, 1981; Voros *etal.,1991;* Hoque e Varshney, 2001).

Na Índia, faltam esforços sistémicos para melhorar a capacidade de diagnóstico dos clínicos na diferenciação de várias doenças hepáticas, embora existam na literatura indiana recente relatórios fragmentários sobre aspectos clínico-bioquímicos (Krishnamutthy *et al.*, 1993; Varshney *et al.*, 2001), patológicos (Nambi *et al.*, 1994) e ultra-sonográficos (Vijaykumar *et al.*, 2001; Varshney e Hoque, 2002).

A presente investigação foi, por conseguinte, realizada de forma abrangente para estudar o papel dos parâmetros hematológicos e bioquímicos em doenças caninas de natureza hepática e extra-hepática e para avaliar a eficácia da "silimarina" - um produto vegetal - no tratamento de doenças hepáticas.

FASE I: CLÍNICO-BIOQUÍMICO E ULTRA-SONOGRÁFICO ESTUDOS:

Foi estudada uma população mista de cães saudáveis (6) e de cães doentes (140) para avaliar o seu estado hepático, utilizando instrumentos urológicos, radiológicos e ultra-sonográficos. Com base nos resultados destes.

Com base nos instrumentos de diagnóstico, os cães doentes foram diagnosticados como tendo doença hepática ou doenças extra-hepáticas em 82 e 58 casos, respetivamente. Hess e Bunch (2000) referiram que várias doenças com origem fora do sistema hepatobiliar afectam o fígado secundariamente e a distinção entre doenças hepáticas primárias e secundárias exige uma investigação aprofundada. Meyer e Twedt (2000) afirmaram que, numa análise de 150 biópsias hepáticas consecutivas, cerca de 25% foram classificadas como "hepatopatia reactiva secundária ou degenerativa em que foi identificada uma causa extra-hepática subjacente". As doenças hepáticas foram subclassificadas como hepatite/congestão (47), cirrose/fibrose (21) e PSS intra-hepática (14). Outros trabalhadores (Jarrett e O' Neil, 1985; Voros *et al.*, 1991; Sevelius, 1995; Reed, 1995) também agruparam as doenças hepáticas em várias categorias. Entre as doenças extra-hepáticas, foram avaliadas a reação e a resposta hepáticas à babesiose, à erliquiose, à infeção mista de *Babesia* e *Ehrlichia,* à parvo, à epilepsia, à tripanossomose, à piometria e à hidronefrose. Center (1994) mencionou que, em muitas infecções sistémicas, tais como doenças rickettsiais, doenças virais e piometra, etc., havia uma resposta do fígado que provocava um aumento do perfil das enzimas hepáticas. O envolvimento de infecções por protozoários na lesão hepática em humanos, cães e gatos também foi reconhecido (Center, 1999).

A idade média e mediana dos cães com doenças hepáticas foi mais elevada (51,9±4,99 meses, idade mediana de 60 meses) do que a dos cães com perturbações extra-hepáticas (39,62±10,7 meses, idade mediana de 24 meses) e parece haver muita diferença entre as doenças hepáticas e extra-hepáticas no que respeita à idade de predisposição. Entre as doenças hepáticas, a idade média dos cães diagnosticados com hepatite, cirrose e PSS intra-hepática foi de 50,21±6,27 meses (mediana de 60 meses), 61,86±10,4 meses (mediana de 48 meses) e 35,63±10,4 meses (mediana de 27 meses), respetivamente. Verifica-se que a idade média dos cães diagnosticados com cirrose era comparativamente elevada, mas variava entre quatro meses e 13 anos. Esta conclusão relativa à idade dos cães diagnosticados com hepatite não é muito diferente da de Anderson e Sevelius (1991), que concluíram que a idade média dos cães à apresentação era de 5-7 anos em casos de hepatite crónica (ativa/progressiva) confirmada histologicamente. Thornburg *et al.* (1983) verificaram uma grande variação na idade dos cães diagnosticados com cirrose, que ia dos oito meses aos 10 anos. Strombeck e Gribble (1978) referiram que a idade média de todos os cães com HAC era de 5,3 anos.

A idade média dos cães diagnosticados com ESP intra-hepática foi a mais baixa, com uma média de 35,63±10,4 meses (mediana de 27 meses). Johnson *et al.* (1987)

relataram uma idade média de 12,8 meses, com uma mediana de oito meses, em casos de PSS congénita em cães. Tisdall *et al.* (1994) verificaram que a idade de diagnóstico da SPE congénita era quase semelhante no Maltês (entre 3 meses e 8,5 anos, mediana de 9 meses) e no Cão de Boiadeiro Australiano (entre 5 meses e 36 meses, mediana de 12 meses) e que, em ambas as raças de cães, a maioria dos casos foi detectada aos 12 meses de idade ou antes. Johnson (1994) era da opinião de que um PSS congénito deveria continuar a ser uma hipótese de diagnóstico em cães de meia-idade ou mais velhos devido a sinais subtis e alguns cães podem não ser diagnosticados até aos 10 anos de idade.

O rácio entre os sexos (macho: fêmea) foi de 5, 0,9, 1,07 e 1,54 em cães saudáveis, cães com doenças hepáticas e cães com doenças extra-hepáticas. O rácio geral entre os sexos na população total de cães em estudo foi de 1,03.

Nas doenças hepáticas, o rácio entre os sexos foi de 0,9, o que está de acordo com os resultados de Rutgers e Haywood (1988) e Mondelli *et al.* (1988), que documentaram uma maior proporção de fêmeas do que de machos na HAC em cães e na HAC e PBS em humanos, respetivamente. Entre as diferentes doenças hepáticas, o rácio entre os sexos foi de 0,67 na hepatite, 0,91 na cirrose e 2,5 na PSS intra-hepática. Na hepatite e na cirrose, predominou o sexo feminino e, nos casos de ESP intra-hepática, o sexo masculino superou o cenário. A predisposição sexual nos casos de hepatite e cirrose está de acordo com os achados de outros autores (Strombeck e Gribble, 1978; Anderson e Sevelius, 1991). A predominância do sexo masculino na PSS intra-hepática também foi referida por Tisdall *et al.* (1994), enquanto Johnson *et al.* (1987) encontraram uma predominância do sexo feminino em casos de PSS congénita em cães. Pelo contrário, Rutgers (1993) não referiu qualquer predisposição óbvia para o sexo nos casos de ESP intra-hepática. A diferença entre as observações destes autores no que diz respeito à predisposição para o sexo nos casos de ESP intra-hepática pode ser atribuída a uma amostra pequena e aos critérios de diagnóstico variáveis adoptados.

A população de cães doentes era altamente heterogénea devido a 11 raças, sendo os pomeranos altamente predispostos (37%) para doenças hepáticas e extra-hepáticas, seguidos por cruzados não descritos (20,71%), GSD (19,28%), Doberman (7,14%) e Golden retriever (4,28%). Outras raças, como Labrador, Bhutia, Dálmata, Dachshund e Greatdane, um ou dois casos cada. Entre as diferentes doenças hepáticas, o Pomerânia registou um maior número de casos de cirrose e de PSS intra-hepática, enquanto o GSD registou um maior número de casos de hepatite. Anderson e Sevelius (1991) referiram que o cocker spaniel americano e o West Highland white terrier tinham uma prevalência elevada

(55,56%) de cirrose e o Labrador retriever (57,14%) de hepatite na Suécia.

No presente estudo, apenas dois Labradores retriever (2/140) contribuíram para a população de 140 cães doentes e apenas um apresentava cirrose/fibrose. Os pomeranos também foram responsáveis por um maior de casos (12/14) de ESP intra-hepática. No presente estudo, este resultado é contraditório com os resultados de Komtebedde *et al.* (1991) e Maddison (1988), que concluíram que as raças grandes eram mais susceptíveis à intra-hepática e as raças pequenas à PSS extra-hepática. Rutgers (1993) afirmou que a PSS congénita pode ocorrer em qualquer raça de cão mas o Yorkshire terrier, o Schnauzers Schnauzers, Old English sheep dogs e Irish Wolfhounds apresentaram maior prevalência de ESP congénita. Meyer *et al.* (1995) também relataram uma incidência crescente de PSS intra-hepática hereditária em Irish Wolfhounds nos Países Baixos, enquanto na Austrália, os cães malteses e os cães de gado americanos estavam mais representados entre os casos de PSS congénita (Tisdall *et al.,* 1994). A PSS congénita é a forma mais comum de PSS e apresenta-se normalmente como uma única derivação intra-hepática ou extra-hepática.

Embora a base genética do PSS congénito seja ainda desconhecida, foram reconhecidas linhas afectadas em schnauzers miniatura, wolfhound irlandês, cães pastores ingleses antigos e terriers Carin (Johnson *et al.*, 1987; Center et al; 1990, Schermerhorn *et al.*, 1996). A prevalência mais elevada de PSS intra-hepático nos Pomeranos no presente estudo não dispõe de dados relevantes para comparar esta descoberta interessante, mas pode ser atribuída à sua população mais elevada em Bareilly e arredores, uma vez que os Pomeranos são o cão de companhia mais preferido nesta área. Anderson e Sevelius (1991) registaram uma representação excessiva das raças Labrador retriever, American cocker spaniel, Golden retriever e West Highland white terrier em casos de doenças hepáticas crónicas e cirrose hepática e sugeriram factores hereditários no desenvolvimento destas doenças hepáticas. Estudos posteriores realizados por Sevelius (1995) confirmaram ainda que o cocker spaniel americano e inglês, os West Highland terriers e o Dobermann pinscher eram as raças mais frequentemente afectadas no que se refere a doenças hepáticas crónicas.

As variantes clínicas em cães com doenças hepáticas (Tabela 3) foram apetite parcial/anorexia (65,85%) seguido de náuseas/vómitos (62,19%), ascite (47,5%), fraqueza (41,46%), perda de peso (36,58%), mucosas pálidas (35,36%), dor epigástrica (31.70%), febre (24,39%), edema bilateral dos membros posteriores (24,39%), obstipação (21,95%), diarreia (18,29%), iterícia (18,29%), encefalopatia hepática (7,3%), poliúria/polidipsia

(6,09%) e depressão (2,43%), por ordem decrescente. O início dos sinais clínicos foi insidioso e a diminuição do apetite para anorexia (65,85%) e náuseas/vómitos (62,19%) foram as queixas mais comuns do proprietário, bem como os sinais de apresentação, embora sejam inespecíficos.

As presentes observações estão em consonância com as observações de Strombeck e Gribble (1978) e Anderson e Sevelius (1991). A melena com ascite e edema bilateral dos membros posteriores foi mais frequentemente associada a cirrose (Obwolo e French, 1988; Lucena *et al.,* 2001) e também em casos de ESP intra-hepática em que eram evidentes áreas hiperecogénicas focais no fígado representando cirrose/fibrose na ecografia abdominal. Também é interessante notar que o crescimento foi prejudicado em 50% dos casos de PSS intra-hepática em cães. Este achado está de acordo com as observações de Barrett *et al.* (1976) e Rutgers (1993). É de salientar que, dos 35 casos de cirrose e de ESP intra-hepática, só foram observados sinais de encefalopatia hepática, incluindo ataxia, hiper-salivação, pressão na cabeça, convulsões, alterações comportamentais ou coma, em seis cães. Estes sinais, sugestivos de encefalopatia hepática, eram de natureza errática (aumento e diminuição), concordando com os sinais relatados anteriormente por muitos trabalhadores (Barrett et al., 1976; Maddison, 1981; Taboada, 1991). A ascite era evidente em casos de hepatite, cirrose ou ESP intra-hepática, embora fosse um sintoma consistente. Tendo em conta a história da doença, os sinais clínicos e os dados laboratoriais que excluíam as enteropatias perdedoras de proteínas, a ascite era fortemente sugestiva de doenças hepáticas crónicas.

A associação de edema bilateral dos membros posteriores com ascite foi observada em 24,39% dos casos de ESP intra-hepática e parece ser um achado clínico importante devido a hipertensão portal crónica (Bolton e Ettinger, 1989), tal como também observado por Varshney *et al.*, 2001, desde que a hipertrofia do ventrículo direito (Kittleson, 1990) e a obstrução da veia cava causal (Owens, 1985) sejam excluídas. Parece que, de modo algum, a ausência de iterícia pode, por si só, excluir doenças hepáticas crónicas. A presença de iterícia e ascite em conjunto tem sido considerada sugestiva de lesão hepática crónica, por exemplo, cirrose ou neoplasia hepática. O aspeto clássico da caput medusa (um nó de veias à volta do umbigo) observado em casos de cirrose humana estava, contudo, ausente nos cães cirróticos. No entanto, foi observado o ingurgitamento das veias abdominais superficiais, como também observado por Murdoch (1976). O ingurgitamento das veias abdominais superficiais pode dever-se a uma combinação de hipertensão portal e distensão abdominal (Dogie e Furneaux, 1975).

A poliúria/polidipsia, observada em cinco dos 82 casos do presente estudo, tem sido considerada um sinal importante de doenças hepáticas crónicas, podendo ser atribuída a um metabolismo deficiente dos esteróides supra-renais, à perda do gradiente de concentração medular renal, à alteração da função osmorreceptora da veia porta e à encefalopatia (Powel e Axelsen, 1972).

Os sinais clínicos nas doenças hepáticas eram extremamente variáveis, vagos e inespecíficos, relacionados com sintomas gastrointestinais e neurológicos (Holt, anorexia prolongada, vómitos, ascite, melena e iterícia eram altamente sugestivos de doença hepática crónica e forneciam uma base racional para investigações hematobioquímicas, urológicas, radiológicas e ultrassonográficas detalhadas para se chegar a um diagnóstico correto. Em casos avançados de cirrose e de ESP intra-hepática, tornaram-se evidentes sinais referentes ao envolvimento do sistema nervoso e à incontinência urinária, sugerindo o desenvolvimento de encefalopatia hepática e de cristalúria (Vulgamott, 1985; Holt *et al.*, 1995).

Os sinais clínicos nas doenças extra-hepáticas também eram muito variáveis, indo desde anorexia, vómitos, diarreia/constipação, melena, mucosas pálidas, iterícia, pirexia, embotamento, caquexia, distensão abdominal, ascite até pirexia. Na babesiose *(B. gibsoni)*, a inapetência, a depressão, a caquexia e a palidez das membranas mucosas foram os achados clínicos mais comuns, concordando com as observações anteriores (Varshney e Dey, 1998; Varshney *et al.*, 2003). Para além destes sintomas, a opacidade da córnea também foi observada em casos de erliquiose. Na infeção mista de *B. gibsoni* e *E. canis,* a melena também foi predominante. Nos casos de gastroenterite viral que estimulam a parvo, a diarreia aquosa com hemorragia foi o achado clínico mais conspícuo, também descrito por Morgan (1992). Na piometria, o corrimento vaginal, juntamente com anorexia e febre, foi o principal reflexo clínico. A anorexia, os vómitos e o embotamento foram os principais sinais clínicos apresentados tanto nas doenças hepáticas como extra-hepáticas. Por conseguinte, a exclusão ou inclusão do envolvimento hepático apenas com base nos sinais clínicos é bastante difícil e confusa e justifica uma abordagem de diagnóstico abrangente.

A média e o erro padrão (SE) da hemoglobina, do PCV, do tempo de coagulação e do tempo de reprodução foram de 7,36±0,36 g%, 22,0±0,92%, 5,9±0,53 min e 2,62±0,21 min nas doenças hepáticas e de 7,38±0,41 g%, 24,89±1,12%, 5,61±0,53 min e 2,57±0,19 min nas doenças extra-hepáticas, respetivamente. O valor médio da hemoglobina e do PCV foi significativamente ($P<0,05$) mais baixo, tanto nas doenças hepáticas como nas perturbações extra-hepáticas, em comparação com o de cães saudáveis, possivelmente devido ao ferro na medula óssea e à resposta deficiente da medula (Kimber *et al.*, 1965). Diminuição da sobrevivência dos eritrócitos (Felsher *et al.*, 1968; Hume *et al.*, 1970), diminuição da absorção de nutrientes devido à inapetência, redução da disponibilidade de micronutrientes a partir do fígado ou produção inadequada de eritropoietina devido à diminuição da produção de globulinas a2 (precursor da eritropoietina) nas hepatopatias. Foi também registada uma anemia normocítica e normocrómica (não regenerativa) em seres humanos com cirrose e/ou outras doenças hepáticas não complicadas (Jain, 1986). Nalini kumari *et al.* (1998) também observaram uma diminuição significativa do PCV na hepatopatia induzida experimentalmente em cães nos dias 14 e 20 e atribuíram-na ao desenvolvimento gradual de anemia.

Nas doenças extra-hepáticas, os níveis baixos de hemoglobina e de VPC devem-se a hemólise intravascular, tal como referido na babesiose, na erliquiose e na infeção mista de B. *gibsoni* e *E. canis* (Greene, 1984), ou a hemorragia gastrointestinal, tal como atribuído à parvo (Morgan, 1992). Não foi possível atribuir uma razão definitiva às alterações da hemoglobina e do PCV em casos de epilepsia, tripanossomíase, piometria e hidronefrose, devido a um número muito limitado de observações. Na hepatite e na cirrose, os valores da hemoglobina (6,87±0,45; 7,02±0,51 g%) e do PCV (21,37±1,15; 21,19±1,58%) foram inferiores aos da ESP intra-hepática (Hb 9,5±1,02g%; PCV 25,35±2,93%). No entanto, a hemoglobina e o PCV também foram baixos nos casos de PSS intra-hepática em comparação com os valores de cães saudáveis. Maddison (1981) relatou um nível ligeiramente baixo de PCV e explicou a génese da anemia na hepatite, cirrose, bem como na PSS intra-hepática.

Nas hepatopatias, a coagulopatia foi ocasionalmente reconhecida como uma causa de anemia regenerativa (Center, 1994) devido à redução do número de plaquetas ou da sua função. O fígado é também um órgão importante que contribui significativamente para a produção de proteínas plasmáticas não imunoglobulinas e o local primário para a síntese da maioria, se não de todos, os factores de coagulação do plasma (Roberts e Cederbaum, 1972; Lowsowsky *et al.*, 1973). A hemorragia e o tempo de coagulação têm sido considerados como testes de rastreio para a avaliação de defeitos hemostáticos. No presente estudo, o tempo de coagulação em cães saudáveis, cães com doenças hepáticas e cães com doenças extra-hepáticas foi registado como 5,5±1,45, 5,9±0,53 e 5,61±0,53 min. No entanto, os valores não diferiram entre estes grupos.

Nalini kumari *et al.* (1998) registaram um intervalo amplo de 2 a 15 minutos para o tempo de coagulação em hepatopatias induzidas por CTC em cães. Em cães saudáveis,

Feldman *et al.* (1986) registaram um tempo de coagulação médio normal de 3 a 13 minutos e as observações do presente estudo estão de acordo. Uma análise mais aprofundada dos valores do tempo de coagulação entre várias doenças hepáticas (hepatite, cirrose e PSS intra-hepática) não revelou qualquer alteração significativa. Os valores do tempo de sangramento em cães saudáveis, bem como em cães com doenças hepáticas ou extra-hepáticas, também não variaram significativamente (Tabela 4).

Embora os valores do tempo de hemorragia na hepatite, na cirrose e na ESP intra-hepática se situassem dentro dos limites normais, tal como observado em cães saudáveis e também referido por outros trabalhadores (Feldman *et al.,* 1986), aumentaram significativamente ($P<0,05$) na cirrose em comparação com a hepatite e a ESP intra-hepática. Os defeitos hemorrágicos foram descritos como ligeiros a moderados na cirrose hepática, na hepatite fulminante e na fase terminal da doença hepática crónica (Jain, 1986). Center *et al.* (1990) consideraram que, nos casos de ESP intra-hepática, o tempo de coagulação pode ser prolongado ou pode haver hipofibrinogenemia, mas a evidência clínica de problemas hemorrágicos é rara. Foram raramente comunicadas hemorragias clínicas ou anomalias nos testes de coagulação em cães com doenças hepáticas, possivelmente devido a quantidades excessivas de factores de coagulação produzidos pelo fígado canino normal contra uma pequena necessidade de hemostase (Walls e Lowsowsky, 1971). É por isso que não foram observadas alterações significativas nos tempos de coagulação e de hemorragia no presente estudo.

A análise pormenorizada do tempo de coagulação, hemorragia ou coagulação e hemorragia em conjunto (Quadro 6) revelou ainda que o tempo de hemorragia foi comparativamente prolongado em 2, 5, 1; encurtado em 7, 0, 1 casos de hepatite, cirrose e ESP intra-hepática, respetivamente. O tempo de hemorragia foi comparativamente prolongado em 4, 5, 1 e encurtado em 23, 8, 0 casos de hepatite, cirrose e PSS intra-hepática, respetivamente. Quando os tempos de coagulação e de hemorragia foram considerados em conjunto, o prolongamento foi observado em dois casos de cirrose e o encurtamento em dois casos de hepatite. O encurtamento da coagulação e do tempo de hemorragia nestes casos pode dever-se a factores de coagulação (Badylak e Vleet, 1981) ou à diminuição da síntese de determinados inibidores da coagulação (Babior e Stossel, 1984).

As alterações na morfologia dos eritrócitos revelaram células-alvo, esferócitos (Fig. 4), poiquilócitos (Fig. 5) e acantócitos (Fig. 5) em alguns casos de doenças hepáticas, tal como também foi referido em seres humanos, cães e gatos com doenças hepáticas, tendo sido atribuídas a disfunção do baço ou a alterações do metabolismo das lipoproteínas (Center, 1994). As células-alvo eram eritrócitos em forma de taça com uma área central densa de hemoglobina que separava uma zona incolor ou pálida da zona periférica de hemoglobina. As células-alvo foram registadas na anemia hipocrómica e as doenças hepáticas com morfologia eritrocitária eram mais comuns em casos de cirrose avançada ou de PSS intra-hepática com cirrose focal ou difusa. Johnson (1994) referiu que os achados hematológicos na ESP congénita incluem células-alvo, poiquilócitos e anemia ligeira não regenerativa. Varshney e Hoque (2002) registaram observações semelhantes que podem ser uma indicação de cirrose ou de ESP intra-hepática.

A ALT é uma enzima específica do fígado de cães e gatos (Valentine *et al.*, 1990) e está localizada no citoplasma dos hepatócitos (Dillon, 1985). É libertada das células hepáticas em resposta a danos na membrana celular (Aminlari *et al.*, 1994). A atividade média da ALT sérica em cães saudáveis (32,08±10,55 U/L), doenças (251,72±108,37 U/L) diferiu significativamente (P<0,01) em comparação com o limite superior do intervalo do valor de ALT de cães saudáveis, o aumento da atividade média de ALT foi 14 vezes nas doenças hepáticas. Estes aumentos podem ser atribuídos a danos nos hepatócitos. A ALT, por ser intracitoplasmática e estar ricamente presente nas células do fígado, é libertada mais rapidamente e persiste durante muito tempo. A magnitude do aumento da ALT tem sido geralmente correlacionada com o número de células afectadas, mas as doenças hepáticas focais ou difusas não podem ser diferenciadas com base na magnitude do aumento da ALT (Center, 1994). Nalini kumari *et al.* (1998) registaram um aumento da atividade da ALT de 13,8±1,12 RfU/ml para 1516±141,65 RfU/ml em hepatopatias induzidas por CTC em cães. Nas hepatopatias induzidas por esteróides em cães, também foi registado um aumento acentuado dos valores de ALT (Badylak e Vleet 1981; Sen *et al.*, 2001).

Entre as diferentes doenças hepáticas, a ALT média foi significativamente (P<0,01) mais elevada (1775,97±340,36 U/L) na hepatite do que na cirrose, sendo a atividade da ALT na hepatite 25 vezes superior ao intervalo superior do valor da ALT para cães saudáveis.

Num estudo, Strombeck e Gribble (1978) registaram um aumento de 15 vezes nas actividades da ALT em casos de HAC em relação ao intervalo superior para cães normais. Em cães diagnosticados com cirrose, o aumento da ALT foi comparativamente baixo e não foi tão dramático como na hepatite (Twedt, 1985). Varshney *et al.* (2001) registaram valores de ALT no lado inferior (14,2 a 20 U/L) do intervalo normal em casos de cirrose. Em cães com PSS intra-hepática, a atividade média da ALT foi de 69,96±17,18 U/L, situando-se dentro da gama normal, mas a gama de atividade da ALT foi ampla, de 4 a 2000 U/L.

Em comparação com a hepatite e a cirrose, o valor médio da ALT na ESP intra-hepática era nitidamente baixo, indicando a possível ausência de alterações inflamatórias (Rutgers, 1993). Em alguns casos de PSS intra-hepática, foi também registado um aumento ligeiro a moderado da atividade da ALT (Barrett *et al.*, 1976; Tisdall *et al.*, 1994). Foi descrito que os cães com shunts menores têm aumentos tipicamente normais ou insignificantes da ALT. Varshney e Hoque (2002) relataram valores de ALT de 20,65 U/L em casos de PSS intra-hepática. Nelson e Couto (1998) sugeriram que, em cães e gatos, a ALT tinha valor diagnóstico na avaliação do estado do sistema hepatobiliar e que os seus valores deveriam ser avaliados em termos do número de vezes que se elevam em relação ao normal. Caracterizaram que um aumento de 2-3 vezes na atividade sérica da ALT estava associado a um insulto hepatocelular ligeiro, uma elevação de 5-10 vezes era observada com lesões hepáticas moderadamente graves e um aumento superior a 10 vezes sugeria uma lesão hepatocelular acentuada.

A concentração de γ-GT é muito baixa nos hepatócitos dos cães (Shull e Hornbukle, 1979) e localiza-se principalmente no epitélio do ducto biliar. A atividade da y-GT foi ligeiramente superior nos cães com doenças hepáticas (14,87±1,43 U/L) em comparação com a dos cães saudáveis (10,89±79 U/L) e dos cães com doenças extra-hepáticas (10,90±1,63 U/L), mas as diferenças não foram estatisticamente significativas (Tabela 8). O ligeiro aumento da atividade da y-GT na doença hepática pode ser atribuído à sua baixa concentração nos hepatócitos dos cães e à sua maior sensibilidade e especificidade para a colestase (Keneko, 1999) e pode dever-se à interferência com a excreção normal de Γ-GT para a bexiga. A Y-GT tem maior especificidade e menor sensibilidade do que o SAP para o diagnóstico de doenças hepatobiliares (Abdelkader e Haque, 1986; Center *et al.*, 1992).

Entre as diferentes doenças hepáticas, a atividade média DA Y-GT foi mais baixa na ESP intra-hepática (6,21±129 U/L), seguida da epatite (15,56±1,7U/L) e da cirrose (19,10±3,62 U/L) (Tabela 9). Valores significativamente baixos (P<0,05) de Γ-GT em PSS intra-hepática podem ser devidos à ausência de alterações inflamatórias (Rutgers, 1993). Um ligeiro aumento da atividade da Γ-GT na hepatite e na cirrose (devido a colestase) está de acordo com a observação de Badylak e Vleet, (1981). Nos seres humanos, a Γ-GT sérica tem sido considerada um indicador útil de colestase, lesão hepática induzida por fármacos ou neoplasia hepática metastática (Ellis *et al.*, 1979; Ruppin *et al.*, 1982). Aparentemente, a determinação da Γ-GT sérica apenas em cães tem pouco valor diagnóstico em doenças hepáticas. No entanto, a importância diagnóstica da Γ-GT e do SAP foi documentada em doenças hepatobiliares em cães e gatos (Center *et al.*, 1986, 1992). Devido à facilidade de determinação da γ-GT sérica, foi sugerida a sua incorporação, em associação com a SAP, no perfil de rastreio hepático de rotina.

A atividade média da SAP foi significativamente (P<0,01) mais elevada nas doenças hepáticas (743,40±118,90 U/L) e nas doenças extra-hepáticas (399,85±94,82 U/L) em comparação com a dos cães saudáveis (49,20±12,50 U/l0).

A SAP é uma enzima ligada à membrana, que ocorre no osso, fígado, rim e mucosa do intestino delgado (Wellman *et al.*, 1982), mas a SAP hepática é principalmente fornecida pelos hepatócitos que revestem os canalículos e o epitélio do ducto biliar. A enzima está presente principalmente nas membranas microssomais da célula.

No presente estudo, a elevada atividade da SAP em doenças hepáticas e extra-hepáticas deveu-se a inflamação e danos nos hepatócitos (Strombeck e Gribbe, 1978). Entre as diferentes doenças hepáticas, a SAP foi significativamente (P<0,01) mais elevada (980,33±146,35 U/L) na hepatite/congestão do que na cirrose (523,6±141,21 U/L) e na PSS intra-hepática (294,64±136,10 U/L). O aumento dos valores de SAP na hepatite pode ser atribuído a danos/necrose dos hepatócitos (Strombech e Gribble, 1978). Os valores de SAP em casos de cirrose variaram amplamente de 0 a 2090 U/L. Nalguns casos, um aumento acentuado indicava possivelmente o início de fibrose e valores baixos acentuados sugeriam uma diminuição da massa parenquimatosa variável devido a fibrose (Johnson, 1994). Foi registado um aumento da SAP em dois casos de cirrose hepática em cães (Obwolo e French, 1988).

Em casos de PSS intra-hepática, a atividade da SAP variou entre 30-390 U/L. Os valores mais elevados de SAP verificaram-se em cães jovens, com menos de um ano de idade, com PSS e podem ser explicados pela maior atividade óssea (Johnson, 1994). Johnson *et al.* (1987) também relataram uma vasta gama de atividade da SAP em casos de PSS congénita em cães com idades compreendidas entre os 2 meses e os 5 anos. As actividades extremamente baixas da SAP em alguns casos de PSS intra-hepática concordam com as observações de Varshney e Hoque (2002) e podem ser atribuídas à ausência de inflamação e à redução da fibrose da massa hepática (Allen, 1991).

Nas doenças extra-hepáticas, a atividade média da ALT e da SAP estava comparativamente aumentada e podia ser atribuída a danos hepáticos secundários devido a hipoxia por causa de anemia hemolítica/choque (distúrbios do trato gastrointestinal provocados por protozoários do sangue (Dillon, 1985). No entanto, não se verificou um aumento da atividade da γ-GT em cães com doenças extra-hepáticas, exceto na parvo, em que os valores foram mais elevados.

A concentração de proteínas séricas totais em cães saudáveis (Tabela 11) variou de 4,45 a 7,91 g% com uma média de 6,22±0,68 g%. A presente observação está de acordo com os valores (5,4 a 7,1 g%), com uma média de 6,1 ± 0,52 g%, apresentados por Kaneko (1999). Em comparação com cães saudáveis, os valores das proteínas séricas totais nas doenças hepáticas (4,55±0,23 g%) e nas doenças extra-hepáticas (5,01±0,30 g%) foram aparentemente baixos, mas as diferenças não foram significativas. Sendo o fígado o principal local de síntese da maioria das proteínas plasmáticas e o local de degradação ou síntese de muitas outras proteínas, as proteínas séricas totais são influenciadas pelas doenças hepáticas de várias formas (Ettinger, 1994). A determinação das proteínas séricas totais reflecte, de facto, um equilíbrio proteico global e, por si só, não fornece muitas informações em comparação com as estimativas da albumina e da globulina (Center, 1994).

O valor médio da albumina e das globulinas em cães saudáveis foi registado como 2,6±0,29 g% (intervalo de 1,47 a 3,47 g%) e 3,62±0,74g% (intervalo de 1,5 a 6,31g%), respetivamente, concordando com o valor registado por Kaneko (1999). Nas doenças hepáticas e extra-hepáticas, os valores de albumina e globulinas foram significativamente ($P<0,01$) mais baixos (Tabela 11) em comparação com os valores encontrados em animais saudáveis. No entanto, os valores de albumina nas doenças hepáticas e extra-hepáticas não foram estatisticamente diferentes.

A albumina actua como uma importante referência osmótica no sangue e é um importante local de ligação e transporte para muitos elementos, hormonas, vitaminas, etc. A albumina tem sido utilizada como um indicador da função hepática. A hipoalbuminemia em doenças hepáticas ou extra-hepáticas reflecte uma resposta de fase aguda ou uma função hepática prejudicada, devido à mudança do fígado para a síntese de proteínas de fase aguda positiva em vez de proteínas de fase negativa (albumina) (Eckersall e Conner, 1988; Sevelius e Anderson, 1995). Entre as doenças hepáticas, o nível médio de proteínas totais foi significativamente ($P<0,01$) mais baixo (3,04±0,64g %) na intra-hepática, em comparação com os níveis de proteínas séricas totais de cães com hepatite (5,03±0,27g %) ou cirrose (4,49±0,42g %).

Os valores séricos de albumina e globulina também seguiram o padrão das proteínas séricas totais na ESP intra-hepática, cirrose e hepatite, registando um valor mais baixo na ESP intra-hepática (Tabela 12). O rácio A/G na hepatite, cirrose e ESP intra-hepática foi de 0,79±0,11, 082±0,14 e 0,54+0,03, respetivamente. A diminuição acentuada da relação A/G na PSS intra-hepática parece dever-se à hipoalbuminemia, uma caraterística importante das doenças hepáticas crónicas (Kaneko, 1999). A diminuição dos valores de albumina sérica também foi observada por outros trabalhadores em hepatopatias (Nalini kumari *et al.*, 1998), PSS intra-hepática (Johnson *et al.*, 1987; Rutgers, 1993) e também em cirrose (Lucena *et al.* 2001; Thornburg *et al.*, 1983).

A diminuição dos valores de albumina sérica em casos de cirrose hepática também está bem estabelecida. O baixo nível de albumina e globulinas, tal como observado no presente estudo, também foi observado por Barrett *et al.* (1976) em três de quatro casos de PSS intra-hepática. Parece que um valor mais baixo de albumina nas doenças hepáticas pode refletir um aumento do volume de distribuição do que uma síntese hepática deficiente, tal como observado em seres humanos com cirrose com ascite ou hipoalbuminemia dilucional devido à retenção de sódio e água na cirrose ou à fuga de albumina diretamente da linfa hepática para a ascite (Center, 1994) ou à diminuição da absorção de nutrientes (Kindmark e Laurell, 1972; Skrede *et al.* 1975; Hiramatsu, 1976; Chio e Oon, 1979).

Os valores comparativamente mais elevados de globulina na hepatite podem ser explicados com base no aumento da resposta imunitária sistémica a antigénios estranhos devido à redução do número e da função das células de Kupffer na lesão hepática (Center, 1994). Anderson e Sevelius (1992) são da opinião de que o aumento das globulinas se deve principalmente às y-globulinas. A maioria das alterações nas proteínas plasmáticas aparece tardiamente na lesão hepática (Jain, 1986).

A espessura comparativamente menor das bandas de albulina (59 000 dalton) e de pré-albumina (54 000 dalton) no SDS-PAGE na hepatite e na cirrose indica uma diminuição da sua concentração. A hipoalbuminemia nestas doenças hepáticas crónicas pode ser atribuída a uma mudança na produção de proteínas pelo fígado no sentido do aumento da síntese de proteínas de fase aguda e da diminuição concomitante da síntese de albumina (Eckersall e Conner, 1988; Koj *et al.*, 1988) ou devido a uma função hepática deficiente. Também nos seres humanos, foi registada hipoalbuminemia na hepatite tóxica aguda, na HAC, na cirrose criptogénica e nos tumores hepáticos (Skrede *et al.*, 1975). No presente estudo, a diminuição da concentração de albumina na cirrose foi mais acentuada. O aumento da a1 antitripsina (uma proteína de 45 000 dalton) na hepatite e na cirrose está de acordo com um aumento semelhante na maioria dos tipos de doenças hepáticas no homem (Skrede *et al.,* 1975).

A erraticidade da a1 antitripsina pode ser uma fase das doenças hepáticas, uma vez que a ausência desta proteína foi registada na fase tardia da cirrose (Sevelius e Anderson, 1995). Uma banda de 150 000 dalton em casos de hepatite em cães indica um aumento das y-globulinas (constituídas por imunoglobulinas como IgG, IgA e IgD), o que está de acordo com as observações de Hiramatsu *et al.* (1976) no homem e em cães (Anderson e Sevelius, 1995) com hepatite crónica progressiva e colangeohepatite crónica. O aumento das y-globulinas na hepatite pode dever-se à produção de auto-anticorpos em resposta à libertação de antigénio hepático (Anderson e Sevelius, 1992).

O aparecimento de uma banda de 140 000 dalton na hepatite deveu-se possivelmente ao desenvolvimento da proteína C-reactiva, uma proteína positiva de fase aguda, que aumenta nas doenças inflamatórias (Kaneko, 1999). O aumento da espessura de uma banda proteica de 75 000 dalton na hepatite sugeria um aumento da concentração de C3 (outra proteína de fase aguda) em comparação com a da cirrose, o que poderia ser atribuído a um processo inflamatório agudo. Parece que o perfil proteico do soro revelado pela eletroforese pode ser um complemento valioso para outros meios de diagnóstico.

O nível de ureia sérica nas doenças hepáticas (95±7,78 mg%) e extra-hepáticas (94,32±13,87 mg%) foi significativamente superior ao dos cães saudáveis (39,97±10,26 mg%). Os valores mais elevados de ureia podem ser atribuídos a um aumento do catabolismo, devido à anorexia prolongada observada nas doenças hepáticas e extra-hepáticas (Powers e Meister, 1988). Outras variáveis extra-hepáticas, como o estado de hidratação, hemorragias gastrointestinais, taxa de filtração glomerular reduzida, estado catabólico ou anabólico do cão, podem também influenciar o nível de BUN (Center, 1994).

Os valores de creatinina sérica em cães saudáveis (0,54±0,22 mg%, intervalo de 0,09 a 1,62 mg%), em cães diagnosticados com doenças hepáticas (1,24±0,13 mg%, intervalo de 0,09 a 4,86 mg%) e em cães diagnosticados com doenças extra-hepáticas (1,09±0,20 mg%, intervalo de 0,08 a 9,27 mg%) não diferiram significativamente e o padrão foi semelhante ao da ureia sérica. No entanto, o ligeiro aumento pode ser explicado por desidratação, fome, idade variável, hemorragias do trato gastrointestinal e aumento do catabolismo (Center, 1994). Na hepatotoxicidade induzida pelo carprofeno em cães, foi registado um aumento do nível de creatinina sérica para além do valor de referência (Mac Phail *et al.,* 1998).

Entre as doenças hepáticas, os níveis médios de ureia sérica e creatinina sérica foram significativamente baixos (P<0,01) na cirrose e na ESP intra-hepática, o que pode dever-se à redução da capacidade do fígado para sintetizar ureia (Barrett *et al.*, 1976) e à hiperamonemia subsequente. O presente achado de baixo nível de BUN em casos de PSS intra-hepática está de acordo com as observações anteriores de Ewing *et al.* (1974), Johnson *et al.* (1987), Tisdall *et al.* (1994), Boothe *et al.* (1996). Varshney e Hoque (2002) também relataram valores mais baixos de BUN em casos de PSS intra-hepática, o que pode ser devido à derivação de sangue que resulta numa menor conversão de amoníaco em ureia no fígado (Rutgers, 1993). No entanto, esta explicação pode não ser consistente, uma vez que a formação de ureia também é influenciada por outras variáveis, como as funções renais, o estado de hidratação e os factores pré-renais que afectam a carga proteica do organismo (Rutgers, 1993).

Nas doenças extra-hepáticas, o aumento ligeiro a moderado da ureia sérica e da creatinina sérica, particularmente nos casos de babesiose canina, erliquiose e infeção mista de *E. canis* e *B. gibsoni,* pode ser atribuído a anemia, anorexia, caquexia e/ou hemólise, como já foi explicado anteriormente. Foi observado um valor extremamente elevado de creatinina sérica (9,27 mg%) e de ureia sérica (831,70 mg%) num cão a quem foi finalmente diagnosticada hidronefrose. Estas elevações extremas nos valores da creatinina sérica e/ou da ureia sérica são o reflexo de uma taxa de filtração glomerular reduzida.

A concentração sérica de bilirrubina reflecte um equilíbrio entre a taxa de libertação do pigmento heme, a absorção hepatocelular, o armazenamento e conjugação e a excreção biliar (Center, 1994). Embora o fígado seja o principal local de metabolismo da bilirrubina, vários estudos caninos com iterícia hemolítica ou hepatobiliar demonstraram que o fracionamento da bilirrubina em conjugada e não conjugada tem pouco valor clínico (Rothuizen e Ingh, 1988). No presente estudo, os níveis médios de bilirrubina total nas doenças hepáticas (2,92±0,26mg %) foram significativamente (P<0,01) superiores aos dos cães saudáveis (0,70±0,22mg %) e aos dos cães com doenças extra-hepáticas (1,76±0,18mg %). Do mesmo modo, a bilirrubina direta (conjugada) foi também significativamente mais elevada (P<0,05) nas doenças hepáticas do que nos cães saudáveis (0,26±0,11 mg%) e nos cães com doenças extra-hepáticas (0,64±0,08 mg%). O aumento da bilirrubina sérica total também foi descrito em doenças hepáticas (Voros *et al.*, 1991) e em hepatopatias induzidas por CTC (Nalini kumari *et al.,* 1998). Num caso de hepatite com obstrução biliar, os valores da bilirrubina total (26,3 mg %) e da bilirrubina direta (23,6 mg %) eram extremamente elevados. A hiperbilirrubinemia tem sido considerada típica de obstrução biliar parcial ou completa (Fossum e Willard, 1994).

Entre as doenças hepáticas, a bilirrubina total média foi significativamente (P<0,01) mais elevada na PSS intra-hepática (4,75±0,36mg %), seguida da hepatite (3,13±0,38mg %) e da cirrose (1,24±0,22mg %), e foi também significativamente (P<0,01) mais elevada em comparação com o valor dos cães saudáveis. É difícil diferenciar as doenças hepáticas com base na bilirrubina total devido à grande sobreposição da concentração de bilirrubina (Center, 1994) e ao fraco significado clínico. No entanto, alguns autores (Polzin *et al.*, 1981; Johnson *et al.*, 80
1982, Cosenza, 1984; Crawford *et al.,* 1985; Hardy, 1986; La Croix e Pulley, 1974) descreveram uma elevação significativa do nível de bilirrubina sérica total numa variedade de doenças hepatobiliares, como a HAC no Doberman, a colangio-hepatite primária, a necrose hepática induzida pelo mebendazol, a doença de armazenamento de cobre, etc. A bilirrubina direta era mais elevada (1,52+ 0,25 mg %) em casos de hepatite, seguida de PSS intra-hepática (0,82+ 0,10 mg %) e cirrose (1,7+ 0,05 mg %), em comparação com a de cães saudáveis. Slappendel (1978) referiu que em 52% dos cães com hemólise e em todos os cães com doenças hepatobiliares, aproximadamente 75% da bilirrubina total era direta.

Nas doenças extra-hepáticas, o aumento dos níveis de bilirrubina total e direta não foi tão grande como o observado nas doenças hepáticas que envolvem especificamente o sistema biliar. No entanto, o aumento da bilirrubina total e direta foi acentuado em doenças extra-hepáticas como a babesiose, a erliquiose e as infecções mistas e pode ser atribuído a uma crise hemolítica (Rothuizen e Vanden Brom, 1987).

Em 39 cães, foi detectada clinicamente ascite. A ascite, sendo um sinal secundário das doenças e não a causa primária da doença, necessitava de ser diferenciada. A etiologia comum da ascite varia entre origem cardíaca, renal e hepática. É bastante difícil diferenciar clinicamente a origem da ascite. A insuficiência cardíaca congestiva, quer do coração direito, quer do coração esquerdo e direito, é uma das causas importantes de ascite cardíaca, cujo diagnóstico depende principalmente de exames electrocardiográficos.

As medidas electrocardiográficas da derivação II revelaram valores médios para a frequência cardíaca; eixo elétrico médio (no plano frontal); amplitudes das ondas P, R e T, durações das ondas P, QRS, ST e QT como 158,72±10,6; +80,60±2,09^{0}; 0,135±0,018, 1,12±0,095 e 0,17±0,026 mV, 0,0345±0,02, 0,045±0,0018, 0,149±0,010 seg, respetivamente (Tabela 17). A amplitude e a duração de vários complexos, registadas nestes 39 cães com ascite, estavam em estreita concordância com os intervalos de referência de medição electrocardiográfica descritos para cães saudáveis por outros trabalhadores (Bolton, 1985; Tilley, 1985; Nelson e Couto, 1998).

A ascite de origem cardíaca é mais frequentemente observada em associação com aumentos do ventrículo direito ou biventricular. Uma vez que as ondas "Q" e "S" representam a despolarização do ventrículo direito, as anomalias destas ondas são consideradas como uma indicação de aumento do ventrículo direito. Outras caraterísticas como a onda "S" na derivação CV_6LL (>0,8mV), MEA em plano frontal como 103^0, onda S na derivação I (>0,05 mV), onda S na derivação II (>0.35 mV), onda S nas derivações I, II, III e aVf positiva em relação à posição da onda "T" na derivação V_{10}, onda "Q" nas derivações I, II, III e aVf (>0,5 mV) também foram descritas para o aumento do ventrículo direito (Tilley, 1985).

Em nenhum dos 39 casos com ascite foi observada qualquer evidência, tal como acima descrito, pelo que se excluíram as possibilidades de envolvimento cardíaco. Alguns exames ultra-sonográficos dos rins nestes casos não revelaram qualquer anomalia; estes casos foram atribuídos apenas ao grupo das doenças hepáticas.

O exame urológico revelou a preponderância de cristais castanho-dourados em forma de maçã espinhosa, de tamanho variável, semelhantes a cristais de biureto de amónio em 70% dos cães com PSS intra-hepática ou cirrose (Marretta *et al.,* 1981; Center, 1994 e Varshney e Hoque, 2002). Barrett *et al.* (1976) observaram cristais de urato em três dos quatro cães com shunt portocaval congénito. A presença de cristais na urina de outros cães que não os dálmatas parece ser um bom indicador de anomalias vasculares hepáticas/ cirrose (Cornelius e Bjorling, 1992). Johnson *et al.* (1987) relataram a presença de urólitos de biureto de amónio em 20% dos cães com PSS congénita. Maddison (1998) relatou a presença de cristais de biureto de amónio em 50 a 70% dos cães com encefalopatia hepática. A formação destes cristais nos sedimentos urinários de cães com encefalopatia hepática pode ser atribuída à hiperamonemia (Fraser e Arieff, 1985) e à sua reação com o excesso de ácido úrico, devido à diminuição da conversão hepática em alantoína, favorecendo assim a precipitação dos cristais, especialmente na urina alcalina (Nelson e Couto, 1998).

Os casos clinicamente suspeitos de hepatopatias, tanto primárias como secundárias, foram submetidos a ecografia hepática, tal como sugerido por Nyland e Park (1983) e Lamb (1990), para avaliar o seu estado hepático. A ecografia hepática tem sido considerada um instrumento útil e não invasivo para a identificação inicial da doença e, subsequentemente, como um método de monitorização da progressão da doença em cães, bem como em seres humanos. O exame ultrassonográfico do fígado de cães saudáveis, sem sinais clínicos referentes a hepatopatia, revelou uma ecotextura uniforme ligeiramente grosseira com vasos sanguíneos maiores e vesícula biliar visíveis.

O fígado era menos ecogénico do que o baço, mas hiperecogénico ou isoecogénico em comparação com o rim direito, utilizando um transdutor de 5,0 MHz, tal como referido por Varshney e Hoque (2003). A vesícula biliar era, no entanto, anecogénica com paredes lisas e foi produzido realce acústico nos tecidos, profundamente à vesícula biliar. As veias portais estavam bem definidas com uma parede ecogénica, enquanto a veia hepática não apresentava esta caraterística. O ducto biliar, o bordo lobar, as artérias hepáticas e as pequenas veias hepáticas periféricas não eram visíveis em cães saudáveis. Os presentes achados ultra-sonográficos estão de acordo com os descritos por Lamb (1990) e Bhadwal *et al.* (1999) para o fígado canino normal.

O fígado hiperecogénico difuso "brilhante" mas pequeno foi observado em 19 casos e o fígado hiperecogénico focal em dois cães com doença hepática. Em alguns casos, em que o fígado era hiperecóico, a visualização de pequenos vasos parenquimatosos foi reduzida, possivelmente devido ao aumento da ecogenicidade causado pela deposição difusa de colagénio na cirrose grave (Millelstaedt, 1987). A hiperecogenicidade do fígado também foi relatada anteriormente em humanos e cães cirróticos (Cartee, 1981; Lamb, 1990).

As margens eram irregulares e a área de rastreio era pequena, sugerindo novamente cirrose/fibrose hepática. Nos casos de ESP intra-hepática, o fígado também apresentava áreas hiperecogénicas "brilhantes" difusas/pequenas, com uma redução global das áreas de rastreio, tal como também observado na cirrose hepática. Estes achados corroboram as observações ultra-sonográficas de Wrigley *et al.* (1987) e Voros *et al.* (1991). Na maioria dos casos, foi detectado um único shunt entre a veia cava intra-hepática e a veia porta e a vasculatura portal ou hepática. Destes, o shunt entre a veia cava intra-hepática e a veia porta foi mais comum. O vaso de derivação era mais distendido e tortuoso.

Foram observadas alterações hepáticas hiperecóicas finas difusas em 45 cães e alterações hiperecóicas focais em dois cães. As alterações hepáticas hiperecogénicas difusas eram sugestivas de hepatose/hepatite, coincidindo com os relatos humanos (Sakuma *et al.*, 1987). A diminuição da ecogenicidade do fígado pode ser ao inchaço hepatocelular e ao edema periférico e pode estar associada a inflamação ou congestão hepática ou a distensão do leito sinusoidal hepático (Center, 1994). A medição ultra-sonográfica do tamanho e do peso do fígado de cães que sofrem de distúrbios hepáticos revelou um aumento significativo do tamanho do fígado (8,33±0,55 cm) e do peso (709±70,33 g) em comparação com tamanho do fígado calculado (7,55±0,57 cm) e o peso (606,96±73,47 g) para o peso corporal correspondente em casos de hepatite/congestão; redução do tamanho do fígado (5.20±0,49, 4,95±0,66 cm) e o peso (344,75±45,7, 280,4±84,18 g) em comparação com o tamanho do fígado calculado (7,16±0,64, 5,74±0,36 cm) e o peso do fígado calculado (596,05+79,25, 380,55+45,93 g) para os pesos corporais correspondentes nos casos de cirrose/fibrose e de ESP intra-hepática, respetivamente.

O aumento do tamanho do fígado era sugestivo de alterações inflamatórias/degenerativas que conduziam a hepatomegalia (Sakuma *et al.,* 1987). O aumento da distância entre o estômago e o diafragma ou a deslocação caudal e a cobertura ventral do rim direito pelo fígado também indicavam indiretamente hepatomegalia, tal como referido por Nyland *et al.* (1995). A avaliação ultra-sonográfica do tamanho do fígado tem sido considerada uma estimativa, fortemente dependente da impressão do operador. No entanto, as presentes observações ultra-sonográficas correlacionaram-se bem com a palpação abdominal e a radiografia. A redução do tamanho do fígado e, consequentemente, do peso, em casos de cirrose e PSS intra-hepática foi sugestiva de microhepática (Rutgers, 1993).

A vesícula biliar e o ducto biliar foram examinados em 82 cães com doenças hepatobiliares. A vesícula biliar normal, observada em 40 cães, era uma estrutura anecóica, redonda a oval, com margens bem definidas, como qualquer outra estrutura cheia de líquido. O tamanho da vesícula biliar era variável devido à variação do tempo entre a alimentação e a realização da ecografia (Nyland *et al.*, 1989). A avaliação da vesícula biliar foi sugestiva e a sua dimensão variou de acordo com a posição da imagem e possivelmente também com o seu estado funcional (Voros *et al.*, 1991). Distensão da vesícula biliar; espessamento da parede da vesícula biliar; lodo; lodo com parede espessada da vesícula biliar; obstrução/colelito; distensão com lodo; distensão com parede espessa e distensão com lodo com parede espessa, isoladamente ou em combinação, foram observados em 17, 37, 13, 03, 03, 04 08 e 06 cães, respetivamente.

A distensão da vesícula biliar, quer isoladamente com lama e/ou parede da vesícula biliar espessada, foi o achado mais comum. O lodo, um material hiperecogénico móvel bem definido, gravitava na porção dependente da vesícula biliar. As causas dos filamentos de material ecogénico não são específicas, mas é mais provável que estejam associadas a inflamação (Spaulding, 1993). O lodo biliar é conhecido como um precursor da colelitíase em humanos, mas o seu significado clínico em cães não é totalmente compreendido (Nyland *et al.*, 1995; Bromel *et al.*, 1998). É possível que o lodo esteja associado à estase da bílis.

No entanto, é importante efetuar um exame cuidadoso do lodo biliar devido à sua semelhança com tumores (Santilli e Biller, 1994), mucoceles (Newell *et al.*, 1995) e colecistolitíase com uma sombra acústica (Jensen *et al.*, 1994). Bromel *et al.* (1998) registaram uma prevalência de lama da vesícula biliar de 53, 62 e 48% em cães saudáveis, cães com doença hepato-biliar e cães com outras doenças, respetivamente. A distensão da vesícula biliar, a estase biliar e o lodo observados nestes casos estavam associados quer a hepatite/cirrose quer a PSS intra-hepática, exceto em quatro casos em que a distensão da vesícula biliar não estava associada a qualquer anomalia funcional ou morfológica óbvia da vesícula biliar ou do fígado e parecia a anorexia crónica (Lamb, 1990).

A colelitíase foi observada em apenas um cão e parece ser uma causa rara de obstrução biliar (Schall *et al.*, 1973) e colecistite. No único caso de colelitíase, não foram sinais clínicos, concordando com as observações de Harris *et al.* (1984). Os sinais clínicos são prováveis quando a colelitíase está associada a colecistite, obstrução biliar ou rutura do trato biliar (Mullowney e Tennant, 1982).

Por conseguinte, o significado clínico da colelitíase isolada não é claro (Nyland *et al.*, 1995; Bromel *et al.*, 1998). A maior ocorrência de lama na vesícula biliar e apenas um caso solitário de colelitíase no presente estudo apoiam a ideia de que a lama biliar raramente resulta na formação de colelitos (Kirpensteijn *et al.*, 1993). As paredes da vesícula biliar com mais de 3,5 mm foram diagnosticadas como paredes espessadas (Sanders, 1980; Mittelstaetd, 1987) e foram classificadas como colecistite.

Esta observação está de acordo com o relatório recente de Vijay kumar *et al.* (2001). Nos seres humanos, a ecografia pode ser utilizada para medir de forma fiável o espessamento da vesícula biliar. Uma parede mais espessa do que 3,5 mm indicava doença em 98% dos doentes, ao passo que um espessamento inferior a 3 mm não podia ser utilizado para excluir colecistite. Na ecografia de modo B à escala de cinzentos, a parede espessa da vesícula biliar aparecia como uma região hiperecóica entre duas linhas ecogénicas e o difuso e uniforme era considerado como espessamento verdadeiro. O espessamento difuso da parede da vesícula biliar já foi considerado altamente específico para a colecistite, mas atualmente a sua sensibilidade ou especificidade para um processo inflamatório é questionável, uma vez que se verificou que o derrame perisinovial causa um pseudo-espessamento da parede da vesícula biliar (Spaulding, 1993). Nos seres humanos, 56-75% dos doentes com colecistite aguda e menos de 25% dos doentes com colecistite crónica apresentam uma parede da vesícula biliar difusamente espessada (Sanders, 1980; Rumack *et al.*, 1991).

A hiperplasia da mucosa cística, a HIC, a pancreatite, a obstrução crónica do ducto biliar, a insuficiência renal e o excesso de hidratação foram considerados como possíveis causas de espessamento da parede da vesícula biliar em cães (Slatter, 1993; Jubb *et al.*, 1993). Na colecistite, o verdadeiro espessamento da parede da vesícula biliar tem sido atribuído ao aumento da permeabilidade vascular e à infiltração celular. Embora a etiologia da colecistite em cães seja mal compreendida, verificou-se que os microrganismos desempenham um papel importante. Nos seres humanos, o espessamento estriado da parede da vesícula biliar foi observado na insuficiência cardíaca congestiva, na insuficiência renal, nas doenças hepáticas (hepatite, insuficiência hepática), na ascite, na hipoalbuminemia, na pancreatite, no bloqueio dos vasos linfáticos e/ou na drenagem venosa da vesícula biliar (Wegenor *et al.*, 1987).

Assim, os achados ecográficos de espessamento da parede da vesícula biliar parecem dever-se a vários processos patológicos relacionados ou não com a doença primária da vesícula biliar. O exame ultrassonográfico do fígado em alguns casos de doenças extra-hepáticas (babesiose *(B. gibsoni)*, erliquiose *(E. canis)*, infeção mista de *B. gibsoni* e *E. canis* e parvo) revelou uma ecotextura hiperecóica difusa com vasos proeminentes, sugerindo alterações hepatomegálicas inflamatórias/degenerativas (Sakuma *et al.*, 1987) No entanto, o fígado era normoecóico em cães que sofriam de tripanossomíase *(T. evansi)*, piometria, hidronefrose, epilepsia e parvo. Aparentemente, não foram efectuadas investigações ultra-sonográficas do fígado em doenças extra-hepáticas. Mayer e Twedt (2000) afirmaram que uma variedade de infecções sistémicas, doenças inflamatórias e doenças metabólicas podem afetar o fígado, como é evidente nas biopsias hepáticas. Varshney e Hoque (2003) realizaram imagens ultrassonográficas do fígado em casos clínicos de babesiose canina devido a infeção natural por *B. gibsoni* e encontraram um fígado hiperecóico focal e difuso alargado (tamanho médio do fígado 8,41±0,48 cm, peso médio do fígado 719,84±62,25 g para um peso corporal médio de 13,64±1,81 kg). A hepatomegalia em casos de babesiose canina, erliquiose, infeção mista de *B. gibsoni* e *E. canis* ou na parvo pode provavelmente dever-se a congestão passiva, hiperplasia reticuloendotelial ou doenças infiltrativas mediadas por citocinas nestas doenças extra-hepáticas (Meyer e Twedt, 2000).

Para confirmar as observações ecográficas de hepatomegalia, os cães foram submetidos a uma radiografia simples em posição lateral. A sombra gástrica mais horizontal, a extensão significativa das margens hepáticas ventrais para além do arco costal e as margens hepáticas arredondadas observadas em muitas radiografias indicavam hepatomegalia. Estas observações radiográficas indicavam hepatomegalia e correlacionavam-se bem com as observações ultra-sonográficas. A radiografia é geralmente considerada como um complemento da ultrassonografia. Em nenhum caso, a vesícula biliar e a árvore biliar extra-hepática foram radiograficamente visíveis.

As radiografias de cães com ascite foram inconclusivas, devido à opacidade radiográfica semelhante do fígado e do líquido (Nelson e Couto, 1998). Embora a radiografia hepatobiliar tenha sido defendida para avaliar o tamanho, a posição, a forma e a variação da densidade do fígado, auxiliando assim no diagnóstico de doenças hepáticas, muitas vezes fornece uma estimativa imprecisa do tamanho e do contorno do fígado devido a variáveis como a posição e a continuidade do diafragma, a força e a extensão do ligamento hepato-diafragmático, a fase respiratória, a conformação do doente, as anomalias dos órgãos adjacentes e a posição do doente (Ettinger, 1994).

Para conhecer a eficácia de cada um destes diferentes índices (hemoglobina, PCV, tempo de coagulação, tempo de hemorragia, enzimas séricas ALT, y-GT, fracionamento de proteínas SAP como proteínas totais e albumina, ureia sérica, creatinina sérica, bilirrubina total e bilirrubina direta) no diagnóstico de doenças hepáticas, os valores destes parâmetros foram agrupados como inferiores ao normal, normais e superiores ao normal, em comparação com os valores médios + 2 DP dos cães de controlo saudáveis. As alterações anémicas, avaliadas por valores baixos de hemoglobina (57,45, 61,91 e 35,71% dos casos de hepatite, cirrose e PSS intra-hepática) e PCV (31,92, 33,33 e 35,71% dos casos de hepatite, cirrose e PSS intra-hepática) não foram consistentes. O tempo de coagulação mais elevado em 14,89, 23,81 e 14,29% e o tempo de hemorragia em 4,26, 23,81 e 7,14% dos casos de hepatite, cirrose e PSS intra-hepática, respetivamente, também não foram significativamente diferentes. O aumento dos valores de ALT registou-se em 100, 66,67 e 28,57% dos casos de hepatite, cirrose e ESP intra-hepática, enquanto o aumento dos valores de y-GT se registou apenas em 14,89, 23,81 e 0% dos casos de hepatite, cirrose e ESP intra-hepática. 85,11, 71,43 e 42,86% dos casos de hepatite, cirrose e PSS intra-hepática apresentaram um aumento nos valores de SAP. A variabilidade das actividades enzimáticas, faz com que a sua utilização isolada aumente ou mesmo com uma diminuição destas enzimas hepáticas, os distúrbios hepáticos foram finalmente diagnosticados.

A diminuição das proteínas séricas totais e da albumina, geralmente descrita nas doenças hepáticas, foi evidente em menos de 20% dos casos de hepatite e cirrose, mas na ESP intra-hepática a hipoproteinemia e a hipoalbuminemia foram evidentes em 42,86% dos casos. Em 48,93% e 23,81% dos casos de hepatite e cirrose, o nível de ureia sérica estava elevado, enquanto a creatinina sérica estava elevada em 23,4% dos casos de hepatite apenas. Em quase todos os casos de PSS, a ureia e a creatinina séricas encontravam-se dentro dos valores normais. Foram observados valores mais elevados de bilirrubina total em 58,57%, 33,33 e 100%; e de bilirrubina direta em 53,19, 0 e 35,71% dos casos de hepatite, cirrose e ESP intra-hepática. A grande variabilidade dos dados relativos a estes índices hematológicos, enzimológicos e bioquímicos dificultou a conclusão diagnóstica definitiva de qualquer parâmetro isoladamente. No entanto, estes índices, em conjunto com a sintomatologia clínica, a radiografia e a ultrassonografia, foram considerados de grande ajuda para o diagnóstico.

FASE II: ESTUDO TERAPÊUTICO

A silimarina, um ingrediente ativo da planta *Silybum marianum,* popularmente conhecida como cardo mariano, tem sido amplamente utilizada para o tratamento de doenças hepáticas na medicina tradicional europeia. A ação protetora do fígado da silimarina ou da silibina foi estudada principalmente em ratos e ratazanas sujeitos a hepatotoxicidade aguda induzida por agentes tóxicos. A droga foi considerada eficaz em seres humanos com perturbações hepáticas (Lang *et al.,* 1990). Martin *et al.* (1984) avaliaram a eficácia da silimarina na hepatotoxicidade induzida por CTC em cães e consideraram-na bastante eficaz.

No entanto, a avaliação da silimarina em casos clínicos de hepatite canina não foi registada. Em ambos os grupos (I e II), os valores iniciais de ALT (291,67±93,97 vs. 277,50±85,86 U/L), SAP (229,67±91,99 vs. 227,83±66,28 U/L) e y-GT (19,72±6,10 vs. 22,67±8,94 U/L) eram mais elevados e os ultra-sons revelaram fígados difusos hipoecóicos aumentados, sugerindo assim hepatite. Por conseguinte, todos os 12 cães apresentavam um estado hepático quase semelhante. Adição especializada de "Silymarin" no grupo I, os cães de ambos os grupos (I e II) receberam fluidoterapia de apoio com solução salina de dextrose a 5% com o objetivo de expandir o espaço extracelular, promover a diérese (Cornelius e Bjorling, 1992), combater a desidratação, aumentar a pressão sanguínea e reverter o estado energético negativo; metronidazol para controlar o crescimento de organismos produtores de amoníaco no intestino estático (Morgan, 1992); metoclopramida para controlar as náuseas/vómitos (Rutgers, 1993), para que o estado não se deteriore. Este tratamento de apoio tem sido defendido no tratamento de doenças hepáticas por vários autores (Cornelius e Bjorling, 1992; Bunch, 1994; Varshney, 2001). Na Índia, foram feitas tentativas para avaliar vários medicamentos de origem vegetal, como a *Eclipta alba* (Samanna e Ramaswami, 1976; Dwivedi e Sharma, 1989), mas a silimarina ainda não foi avaliada.

Apesar do tratamento comum, exceto a silimarina no grupo II, as actividades enzimáticas séricas (ALT, SAP e y-GT) permaneceram quase estáticas nos dias 3 e 7 após a terapia. Ao passo que as actividades destas enzimas mostraram uma tendência de declínio definitiva (Tabela 23), em cães tratados com silimarina (grupo I). Foi observada uma diminuição significativa nas actividades da ALT, y-GT e SAP no dia 7 após a terapia com silimarina a 16mg/kg por via oral. A avaliação da eficácia da silimarina no presente estudo foi feita com base na melhoria dos sinais e sintomas clínicos e no estado geral dos cães, que se deslocam no sentido da normalização das enzimas hepáticas, como a ALT, a y-GT e a SAP. Os homens tratados com silibinina (8mg/kg) recuperaram estas funções hepáticas 48 horas após o tratamento (Benda e Zenz, 1974). Parece que se o presente estudo pudesse ter sido prolongado por mais 2-3 meses, teria sido observada uma redução mais significativa da atividade das enzimas específicas do fígado e uma melhoria clínica distinta. No entanto, os resultados dos presentes ensaios são altamente encorajadores e forneceram provas bioquímicas de alterações regenerativas no fígado.

Referências

Abdelkader, S. V. e Hauge, J. G. (1986). Determinação de enzimas séricas no estudo de doenças hepáticas em cães. *Ata Vet. Scand.* **27**: 59-70.

Aguilera-T. E., Mayer, V. R. e Gomez, C. G. (1987). [Valores plasmáticos de alanina transaminase e colesterol no diagnóstico de doenças hepáticas agudas em cães. Medicina Veterinaria, 4: 341-344.

Aguilera-T. E., Mayer, V. R. e Gomez, C. G. (1988). Quantificação dos ácidos biliares plasmáticos no cão com um método espetrofotométrico direto. *J. Small. Anim. Pract.*, **29(11)**: 705-710.

Allen, D.G. (1991). Small Animal Medicine.J.B. Lippincott Co. Philadelphia.

Allen, L., Stobie, D., Mauldin, G. N. e Baer, K. E. (1999). Caraterísticas clinicopatológicas de cães com displasia microvascular hepática com e sem shunts portossistémicos: 42 casos (1991-1996). *J. Am. Vet. Med. Assoc.* **214(2)**: 218-220.

Aminlari, M., Vareghi, T., Sajedianfard, M. J. e Samsami, M. (1994). Alterações da arginase, da amino-transferase e do rodanês no soro de animais domésticos com necrose hepática induzida experimentalmente. *J. Comp. Pathol.* **110:** 1-9.

Anderson, M. e Sevelius, E. (1992). *J. Small. Anim. Pract.* **33:** 389 (fide: Sevelius, E. e Anderson, M. (1995). Eletroforese de proteínas séricas como marcador prognóstico de doença hepática crónica em cães. *Vet. Rec.* **137:** 665-667).

Andersson, M. e Sevelius, E. (1991). Distribuição por raça, sexo e idade em cães com doença hepática crónica: um estudo demográfico. *J. Small. Anim. Pract., 32*(1): 1-5.

Avgeris, S. e Hoskinson, J. J. (1992). Colecistite enfisematosa num cão: Um diagnóstico radiográfico. *J. Am. Anim. Hosp. Assoc.* **28(4)**: 344-346.

Babior, B.M. e Stossel, T.P. (1984). Haematology: A pathophysiological approach, Churchill Livingstone, NewYork, p.171.

Badylak, S. F. e Van Vleet, J. F. (1981). Alterações do tempo de protrombina e do tempo de tromboplastina parcial activada em cães com doença hepática. *Am. J. Vet. Res.* **42(12)**: 2053-2056.

Badylak, S. F., Dodds, W. J. e Van Vleet, J. F. (1983). Anomalias dos factores de coagulação plasmática em cães com doença hepática de ocorrência natural. *Am. J. Vet. Res.* **44(12)**: 2336-2340.

Baig, J., Sharma, M. C. e Lal, S. B. (1994). Haemato-biochemical and bone marrow changes in chloramphenicol-induced toxicosis in dogs. *Indian J. Anim. Sci.* **64**:712-715.

Balu, P. A. e Ganapathy, M. S. (1966). Estudos clínico-patológicos da hepatite experimental em cães. *Indian Vet. J.* **43(1)**: 26-32.

Barr, F. (1992). Avaliação ultra-sonográfica do tamanho do fígado no cão. *J. Small. Anim. Pract.* 33(8): 359-364.

Barrett, R. E., Delahunta, A., Roenick, W. J., Hoffer, R. E. e Coons, F. H. (1976). Quatro casos de shunt portacaval congénito no cão. *J. Small. Anim. Pract.* **17(2)**: 71-85.

Benda, L. e Zenz, W. (1974). fide (A monograph of Sivylar by Rexcel Pharmaceuticals Ltd. Mumbai, India).

Bergman, J. R. (1985). Hiperplasia nodular no fígado do cão: uma associação com alterações na população de células Ito. *Vet. Pathol.* ***22(5)**:* 427-438.

Bhadwal, M. S., Mirakhur, K. K. e Sharma, S. N. (1999). Ultrasonographic imaging of the normal canine liver and gall-bladder. *Indian J. Vet. Surg.* **20(1)**: 10-14.

Bhojne, G. R., Dakshinkar, N. P., Sarode, D. B. e Bhandarkar, A. G. (1998). Clicopathological observation on cholangiocarcinoma in dogs. *Indian Vet. Med. J.* **22**:78.

Bishop, L., Strandberg, J. D., Adams, R. J., Brownstein, D. G. e Patterson, R. (1979). Hepatite crónica ativa em cães associada a leptospiras. *Am. J. Vet. Res.* **40(6)**: 839-844.

Bolton, G. e Ettinger, J. (1989). Peripheral oedema In: Textbook of Veterinary Internal Medicine. Diseases of dogs and cats. Etttiger, S.J. (ed.) W.B. Saunders and Co., Philadelphia, p.42.

Bolton, G.R. (1985). Handbook of Canine Electrocardiography (Manual de Eletrocardiografia Canina). W.B. Saunders and Co. Philadelphia.

Boothe, H. W., Howe, L. M., Edwards, J. F. e Slater, M. R. (1996). Múltiplos shunts portossistémicos extra-hepáticos em cães: 30 casos (19811993). *J. Am. Vet. Med. Assoc.* **208(11):** 1849-1854.

Bostwick, D. R. e Twedt, D. C. (1995). Anomalias venosas portais intra-hepáticas e extra-hepáticas em cães: 52 casos (1982-1992). *J. Am. Vet. Med. Assoc.* **206(8)**: 1181-1185.

Bromel, C., Barthez, P. Y., Leveille, R. e Scrivani, P. V. (1998). Prevalência de lama da vesícula biliar em cães, avaliada por ultrassonografia. *Vet. Radiol. Ultrasound* **39(3)**: 206-221.

Bunch, S. E., Conway, M. B., Center, S. A., Castleman, W. L., Baldwin, B. H., Hornbuckle, W. E. e Tennant, B. C. (1987). Hepatopatia tóxica e colestase intra-hepática associadas à administração de fenitoína em combinação com outros fármacos anticonvulsivantes em três cães. *J. Am. Vet. Med. Assoc.* **190**: 194-198.

Bunch, S. E., Jordan, H. L., Sellon, R. K., Cullen, J. M. e Smith, J. E. (1995). Caracterização do estado do ferro em cães jovens com shunt portossistémico. *Am. J. Vet. Res.* **56(7)**: 853-858.

Bunch, S. E., Polak, D. M. e Hornbuckle, W. E. (1985). Uma abordagem laparoscópica modificada para biópsia hepática em cães. *J. Am. Vet. Med. Assoc.* **187(10)**: 1032-1035.

Bunch, S.E. (1994). Tratamento médico específico e sintomático das doenças do fígado. In: A Textbook of Veterinary Internal Medicine. 4th edn. Ettinger, S. J. (ed.) W. B. Saunders and Co., Philadelphia, pp. 1357-1358.

Candalin, F. T. (1968). Diseases of the liver, pancreas and peritoneum. In: Canine Medicine, 1st edn. Catcott, E. J. (ed.) American Veterinary Publications Inc., Wheaton.

Cartee, R. E. (1981). Diagnóstico por ultrassonografia em tempo real do fígado do cão e do gato. *J. Am. Anim. Hosp. Assoc.* **17**: 731-737.

Center, S. A., Slater, M. R., Manwarren, T. e Prymak, K. (1992). Eficácia diagnóstica da fosfatase alcalina sérica e da gamaglutamiltransferase em cães com doença hepatobiliar confirmada histologicamente: 270 casos (1980-1990). *J. Am. Vet. Med. Assoc.* **201(8)**: 1258-1264.

Center, S.A. (1999). Doença hepática crónica: conceito atual dos mecanismos da doença. *J. Small Anim. Pract.* **40:** 106-114.

Center, S.A. *et al.* (1990). Histórico, exame físico e caraterísticas clínico-patológicas das anomalias vasculares portossistémicas no gato. *Semin. Vet. Med. Surg. (Small Anim)* **5:** 83. (fide: Ettinger,S.J. (1994). Textbook of Veterinary Internal Medicine. 2nd edn. W.B. Saunders and Co. Philadelphia, pp 1233).

Center, S.A., Baldwin, B.H., Dillingham, S., Erb, H.N. e Tennant, B.C. (1986). Valor diagnóstico das actividades séricas da y-glutamil transferase e da fosfatase alcalina na doença hepatobiliar do gato. *J. Am. Vet. Med. Assoc.* **188:** 507-510.

Center, S.E. (1994). Fisiopatologia e diagnóstico laboratorial dos distúrbios hepatobiliares. In: A Textbook of Veterinary Internal Medicine. 4th edn. Ettinger, S. J. (ed.) W. B. Saunders and Co., Philadelphia, pp 1261-1310

Chio, L.F. e Oon, C.J. (1979). *Cancro,* **43**: 596. (fide: Sevelius, E. e Anderson, M. (1995). Eletroforese de proteínas séricas como marcador prognóstico de doença hepática crónica em cães. *Vet. Rec.* **137:** 665-667).

Cockett, P. A. (1986). Anatomia radiográfica do fígado canino: medidas simples determinadas a partir da radiografia lateral. *J. Small. Anim. Pract.* **27(9)**: 577-589.

Cornelius, L.M. e Bjorling, D.E. (1992). Doenças do fígado e do sistema biliar. In: Handbook of Small Animal Practice. 2nd (edn.), Morgan, R. V.(ed.). W.B. Saunders and Co., Philadelphia, pp. 437-458.

Cosenza, S.F. (1984). Colelitíase e coledolitíase em um cão. *J. Am. Vet. Med. Assoc.* **184:** 87-88.

Crawford, M. A., Schall, W. D., Jensen, R.K. e Tasker, J.B. (1985). Hepatite crónica ativa em 26 Dobermann Pinschers. *J. Am. Vet. Med. Assoc.* **187:** 1343.

Crow, S. E. (1985). Tumores do trato alimentar. *Vet. Clin. North Am.: Small Anim. Pract.* **15(3)**: 577-596.

Davis, S. J. e Valla, F. R. (1978). Evidência de domesticação do cão há 12.000 anos no Natufiano de Israel. *Nature* **276(5688)**: 608610.

Dayrell-Hart, B., Steinberg, S. A., VanWinkle, T. J. e Farnbach, G. C. (1991). Hepatotoxicidade do fenobarbital em cães: 18 casos (19851989). *J. Am. Vet. Med. Assoc.* **199(8)**: 1060-1066.

De Bruijne, J. J. e Rothuizen, J. (1988). Valor dos ácidos biliares séricos e da GLDH no rastreio de perturbações da função hepática canina. In: Animal Clinical Biochemistry: the Futur. Blackmore, D. J. (ed.) Cambridge University Press, Cambridge, pp. 174-180.

Denovo, R. C. e Prasse, K. W. (1983). Comparação das alterações bioquímicas séricas e funcionais hepáticas em cães tratados com corticosteróides e ligadura do ducto hepático. *Am. J. Vet. Res.* **44(9)**: 1703-1709.

Dillon, A. R. (1985). O fígado na doença sistémica. *Vet. Clin. North Am. Small Anim. Pract.* **15:** 97.

Dogie, C.E. e Furneaux, R.W. (1975) *Can. Vet. J.* **16:** 209 (Fide Murdoch, D.B. (1976). Jaundice in the dog. *J. Small Anim. Pract.* **17:** 119129).

Dwivedi, S. K. e Sharma, M. C. (1989). Eficácia terapêutica de *Eclipta-alba* hassk na hepatite tóxica experimental em cães. *Indian J. Anim. Sci.* **59(9)**: 1104-1106.

Eckersall, P.D. e Conner, J.G. (1988). *Vet. Res. Commun.,* **12**: 169 (fide: Sevelius, E. e Anderson, M. (1995). Serum protein electrophoresis as a prognostic marker of chronic liver disease in dogs. *Vet. Rec.* **137:** 665-667).

Ellis, G., Worthy, E. e Goldverg, D. N. (1979). Falta de valor da glutamil transferase sérica no diagnóstico de doenças hepatobiliares. *Clin.Biochem.* **12:** 142-145.

Epstein, H. (1971). A Origem dos Animais Domésticos de África. Africana Publishing Corporation.

Ettinger, S. J. (1994). Textbook of Veterinary Internal Medicine. 2nd edn. W.B. Saunders and Co. Philadelphia, pp 1233.

Evans, S. M. (1987). O aspeto radiográfico da neoplasia hepática primária em cães. *Vet. Radiol. Ultrasound,* **28(6)**: 192-196.

Ewing, G. O., Suter, P. F. e Bailey, C. S. (1974). Insuficiência hepática associada a anomalias congénitas da veia porta em cães. *J. Am. Anim.Hosp. Asoc.* **10:** 463.

Feldman, F. B. Carroll, E. J. e Jain, N.C. (1986). Coagulation and Its disorders. In: Schalm's Veterinary Haematology (ed.) Jain, N.C., Lea and Febiger, Philadelphia, pp 388-430.

Felsher, B. F. *et al.* (1968). Bilirrubinemia de reação indireta na cirrose: a sua relação com a sobrevivência dos glóbulos vermelhos. *Amer. J. Dig. Dis.* **13:** 598.(fide: Kaneko, J.J. (1999). Clinical Biochemistry of domestic animal. 4th edn. Academic press, New York).

Fiebiger, I., Bucsis, L., Flasshof, H. J., Kraft, W. e Parrisius, R. (1985). Síndrome encefalopático hepático no cão e seu tratamento. *Berliner und Munchenertierarztliche Wochenschrift,* **98(5)**: 155-160.

Fittschen, C. e Bellamy, J. E. (1984). Prednisone-induced morphologic and chemical changes in the liver of dogs (Alterações morfológicas e químicas induzidas pela prednisona no fígado de cães). *Vet. Pathol.* **21(4)**: 399-406.

Fossum, T.W. e Willard, M.D. (1994). Doenças da vesícula biliar e do sistema extra-hepático. In: A Text book of Veterinary Internal Medicine. 4thedn. Ettinger S.J. (ed),Saunders, W.B.Co., Philadelphia, pp 1393-1397.

Fraser, C. L. e Arieff, A. I. (1985). Hepatic encephalopathy. *N. Engl. J. Med.* **313:** 865.

Fuentealba, C., Guest, S., Haywood, S. e Horney, B. (1997). Hepatite crónica: um estudo retrospetivo em 34 cães. *Can. Vet. J.* **38(6)**: 365373.

Ganrot, K (1973). Resposta do Plasmapro na inflamação experimental no cão. *Res. Exp. Med.* **161**:251-261.

George, V. T. e Krishnan, R. (1991). Indução experimental de iterícia obstrutiva num cão. *Indian Vet. J.* **68**: 115-118.

Godshalk, C. P., Badertscher, R. R., Rippy, M. K. e Ghent, A. W. (1988). Avaliação ultra-sónica quantitativa do tamanho do fígado no cão. *Vet. Radiol. Ultrasound* ***29(4):*** 162-167.

Greene, C.E. (1984). Enterite viral canina. In: Clinical Microbiology and Infectious Diseases of the dog and cat. Greene, C.E. (ed.), W.B Saunders Philadelphia, pp 437-452.

Guelfi, J. F., Braunh, J. P., Benard, P. e Rico, A.G. (1982). Valor dos chamados marcadores de colestase no cão: um estudo experimental. *Res. Vet. Sci.* **33:** 309-312.

Hardy, R. M. (1986). Hepatite crónica em cães: uma síndrome. *Compêndio. Cont. Ed.* **8:** 904-930.

Harris, S. J., Simpson, J. W. e Thoday, K. L. (1984). Colelitíase obstrutiva e rutura da vesícula biliar num cão. *J. Small Anim. Pract.* ***25*(11)**: 661-667.

Hess, P.R. e Bunch, S.E. (2000). Abordagem diagnóstica das doenças hepatobiliares. In: Kirk's Current Veterinary Therapy-Small Animal Practice XIII edn. W.B. Saunders and Co. Philadelphia, pp 659663.

Hickman, J., Edwards, J. E. e Mann, F. C. (1949). Anomalias venosas num cão. I. Ausência da veia porta. II. Continuidade da parte inferior da veia cava inferior com a veia ázigos. *Anat. Rec.* **104(2)**: 137146.

Hiramatsu, S, Kojima, J. Okada, T. T., Inai, S. e Ohmori, K. (1976). *Ata Hepato-Gastroenterologica*, **33:** 177 (fide: Sevelius, E. e Anderson, M. (1995). Serum protein electrophoresis as a prognostic marker of chronic liver disease in dogs. *Vet. Rec.* **137:** 665-667).

Hitt, M. E., Hanna, P. e Singh, A. (1992). Biópsias hepáticas percutâneas por agulha transabdominal em cães. *Am. J. Vet. Res.* **53(5)**: 785-787.

Holmes, J. H., Sundgren, C., Ikle, D. e Finch, J. (1977). Um método ultrassónico simples para avaliar o tamanho do fígado. *J. Clin. Ultrasound* **5(2)**: 89-91.

Holt, D. E., Schelling, C. G., Saunders, H. M. e Orsher, R. J. (1995). Correlação dos achados ultra-sonográficos com os achados cirúrgicos, portográficos e de necropsia em cães e gatos com shunts portossistémicos: 63 casos (1987-1993). *J. Am. Vet. Med. Assoc.* **207(9)**: 1190-1193.

Hoque, M. e Varshney, J. P. (2001). Exame ultrassonográfico do sistema hepatobiliar em cães: Anlaysis of 35 cases. *Indian J. Vet. Med.* **21(2)**: 76-81.

Hume, R. *et al.* (1970). Sobrevivência dos glóbulos vermelhos na cirrose biliar. *J. Clin. Pathol.* **23:** 397. .(fide: Kaneko, J.J. (1999). Clinical Biochemistry of domestic animal. 4th edn. Academic press, New York).

Hunt, G. B., Malik, R., Chapman, B. L., Lamb, W. A. e Allan, G. S. (1993). Ascite e hipertensão portal em três cães jovens com doença hepática não fibrosante. *J.Small Anim. Pract.* **34(9)**: 428-433.

Jain, N.C. (1986). Schalm's Veterinary Haematology. 4th edn. Lea and Febiger, Philadelphia.

Jarrett, W. F. e O'Neil, B. W. (1985). Um novo agente transmissível que causa hepatite aguda, hepatite crónica e cirrose em cães. *Vet. Rec.* **116(24)**: 629-635.

Jensen, A. L., Koch, J. e Snekvik, K. (1994). Apresentação ultra-sonográfica incomum de colecistolitíase em um cão. *J. Small Anim. Pract.* **35(8)**: 420-422.

Jergens, A. E., Turrentine, M. A., Kraus, K. H. e Johnson, G. S. (1987). Tempos de sangramento da mucosa bucal de cães saudáveis e de cães em vários estados patológicos, incluindo trombocitopenia, uremia e doença de von Willebrand. *Am. J. Vet. Res.* **48(9)**: 1337-1342.

Johnson S. E. (1994). Doenças do fígado. In: Textbook of Veterinary Internal Medicine. 4th edn. Ettinger, S. J. (ed.) W. B. Saunders and Co. Philadelphia pp 1313-1355.

Johnson, C. A., Armstrong, P. J. e Hauptman, J. G. (1987). Derivações portossistémicas congénitas em cães: 46 casos (1979-1986). *J. Am. Vet. Med. Assoc.* **191(11)**: 1478-1483.

Johnson, G. F., Zawie, D. A., Gilbertson, S. R. e Sternlieb, I. (1982). Hepatite crónica ativa em Doberman pinschers. *J. Am. Vet. Med. Assoc.* **180(12)**: 1438-1442.

Jubb, K.V.F., Kennedy, P. C. e Palmer, N.(1993). Pathology of Domestic Animals. 4th edn. Academic Press, Inc., Scan Diego. pp. 359-366 Kaneko, J.J. (1999). Clinical Biochemistry of domestic animal. 4th edn. Academic press, Nova Iorque.

Kimber, C. *et al.* (1965). O mecanismo da anemia na doença hepática crónica. *Q. J. Med.* **34:** 33.

Kindmark, C. O. e Laurell, C. B. (1972). *Scand. J. Clin. Lab. Invest.* **29:** 105 (fide: Sevelius, E. e Anderson, M. (1995). Eletroforese de proteínas séricas como marcador prognóstico de doença hepática crónica em cães. *Vet. Rec.* **137:** 665-667).

Kirpensteijn, J., Fingland, R. B., Ulrich, T., Sikkema, D. A. e Allen, S. W. (1993). Colelitíase em cães: 29 casos (1980-1990). *J. Am. Vet. Med. Assoc.* **202(7)**: 1137-1142.

Kittleson, M.D.(1990). Fisiopatologia da insuficiência cardíaca. Publicação Vet. Educação Continuada. Universidade de Massey 1990:**130:** 1-26.
Actas de um curso de Cardiologia de Pequenos Animais.

Koj, A., Magielskazero, D., Bireta, J., Kurdowska, A., Rokita, H. e Gauldie, J. (1988). *Tokai J. Exp.Clin. Med.* **13:** 255 (Fide: Sevelius, E. e Anderson, M. (1995). A eletroforese de proteínas séricas como marcador de prognóstico da doença hepática crónica em cães. *Vet. Rec.* **137:** 665-667).

Komtebedde, J., Forsyth, S.F., Breznock, E.M. e Koblik, P.D. (1991). Anomalia venosa portossistémica intra-hepática no cão: tratamento pré-operatório e complicações. *Vet. Surg.*, **20:** 3742.

Lacorix, J. A. e Pulley, L. T. (1974). *J. Am. Anim. Hosp. Assoc.* 10: 55. Fide (Keneko 1999)

Laemmli, U. K. (1970).Clivagem de proteínas estruturais durante a montagem da cabeça do bacteriófago T4. *Nature*, **227:** 630-684.

Cordeiro, C. R. (1990). Ultrassonografia abdominal em pequenos animais: Examination of the liver, spleen and pancreas. *J. Small Anim. Pract.* **31:** 5-14.

Lang, I. *et al.*, (1990). *Ital. J.Gastroenterol,* **22:** 283-287. (de facto uma monografia de Sivylar por Rexcel Pharmaceuticals Ltd. Mumbai, Índia).

Lowseth, L. A., Gillett, N. A., Chang, I. Y., Muggenburg, B. A. e Boecker, B. B. (1991). Deteção de alfa-fetoproteína sérica em cães com tumores hepáticos. *J. Am. Vet. Med. Assoc.* **199(6)**: 735-741.

Lowsowsky, M.S., Simmons, A.V. e Miloszewski K. (1973). Anomalias da coagulação na doença hepática. *Prostgrad. Med.* **53:** 147-152.

Lucena, R., Mozos, E., Bautista, M. J., Ginel, P. J. e Perez, J. (2001). Cirrose hepática num cão de cinco meses de idade. *J. Small Anim. Pract.* **42(5)**: 239-242.

MacPhail, C.M., Lappin, M.R., Meyer, D.J., Smith, S.G., Webster, C.R.L. e Armstrong, P.J. (1998). Toxicose hepatocelular associada à administração de carprofeno em 21 cães. *J. Am. Vet. Med. Assoc.* **212:** 1895-1901.

Maddison, J. E. (1988). Encefalopatia portossistémica congénita canina. *Aust. Vet. J.* **65(8)**: 245-249.

Maddison, J.E. (1981). Encefalopatia portossistémica em dois cães jovens: algumas considerações adicionais de diagnóstico e terapêutica. *J Small Anim. Pract.* **22:** 731-739.

Mahaffey, E. A. e Lago, M. P. (1991). Comparação de técnicas para a quantificação de isoenzimas de fosfatase alcalina no soro canino. *Vet. Clin. Pathol.* **20(2)**: 51-55.

Marretta, S.M., Park, A.J., Greene, R.W. e Liu, S. K. (1981). Cálculos urinários associados a shunts portossistémicos em seis cães. *J. Am. Vet. Med. Assoc.* **178:**133-137.

Martin, R., Wittwer, F., Thibaut, J., Flores, M. e Henriquez, O. (1984). Fármacos regeneradores hepáticos em cães: efeito da colina e da silibinina em cães com lesões hepáticas. *Vet. Med. Small Anim. Clin.* **79**: 504-510.

Matthiesen, D. T. e Rosin, E. (1986). Obstrução da via biliar comum secundária a pancreatite fibrosante crónica: tratamento por colecistoduodenostomia no cão. *J. Am. Vet. Med. Assoc.* **189(11)**: 1443-1446.

Meyer, D. J. e Twedt, D. C. (2000). Efeito das doenças extra-hepáticas no fígado. In: Kirk's Current Veterinary Therapy. XII edn. Small animal practices. Bonagura, J. D. (ed.) W. B. Saunders and Co. Philadelphia, pp. 668-671.

Meyer, D. J., Strombeck, D. R., Stone, E. A., Zenoble, R. D. e Buss, D. D. (1978). Teste de tolerância ao amoníaco em cães clinicamente normais e em cães com shunts portossistémicos. *J. Am. Vet. Med. Assoc.* **173(4)**: 377-379.

Meyer, H. P., Bothuizen, J., Ubbink, G.J. e Ingh, Venden, T.S.G.A.M. (1995). Aumento da incidência de shunts portossistémicos intra-hepáticos hereditários em Wolfhunds irlandeses nos Países Baixos (19841992). *Vet. Rec.* **136:** 13-16.

Mielke, C. H., Kaneshiro, M. M., Maher, I. A., Weiner, J. M. e Rapaport, S. I. (1969). O tempo de hemorragia normal padronizado de Ivy e o seu prolongamento pela aspirina. *Blood* **34(2)**: 204-215.

Mittelstaedt, C. A. (1987) Abdominal ultrasound: Churchill Livingstone, Nova Iorque, pp. 86-155.

Mondelli, M.U., Manns, M. e Ferrari, C. (1988). Será que a resposta imunitária desempenha um papel na patogénese da doença hepática crónica? *Archives of Pathology and Laboratory Medicine,* ***112:*** 489-497.

Morgan, R.V. (1992). A Hand book of Small Animal Practice. 2nd edn. W.B. Saunders Philadelphia.

Mulloney, P.C. e Tennant, B.C. (1982). Choledolithiasis in the dog: a review and a report of a case with rupture of common bile duct. *J. Small Anim. Pract.* ***23:*** 631-638.

Murdoch, D.B.(1976). Jaundice in the dog. *J. Small Anim. Pract.* **17:** 119-129.

Nalini Kumari, K., Choudhuri, P. C. e Singari, N. A. (1998). Haematobiochemical changes in carbontetrachloride induced hepatopathy in dogs. *Indian J. Vet. Med.* **18**: 41-45.

Nambi, A. P., Gnanaprakasam, V., Jayanthangaraj, M. e Nagarajan, B. (1994). Liver-biopsy in canines. *Indian Vet. J.* **71(6)**: 585-586.

Nelson, R.W. e Couto, C.G. (1998). Medicina Interna de Pequenos Animais. 2nd edn. Mosby, Inc. Missouri.

Newell, S.M., Selcer, B. A. e Mahaffey, M. B. (1995). Mucocele da vesícula biliar causando obstrução biliar em dois cães: achados ultra-sonográficos, cintilográficos e patológicos. *J. Am. Anim. Hosp. Assoc.* **31:** 467-472.

Nyland, T. G. e Park, R. D. (1983). Ultrassonografia hepática no cão. *Vet. Radiol. Ultrassom* **24(2)**: 74-84.

Nyland, T. G., Barthez, P. Y., Ortega, T. M. e Davis, C. R. (1996). Achados ultra-sonográficos e patológicos hepáticos em cães com dermatite necrolítica surperficial canina. *Vet. Radiol. Ultrasound* **37(3)**: 200-205.

Nyland, T.G., Hager, D.A. e Herring, D. S. (1989). Sonografia do fígado, vesícula biliar e baço, *Samin. Vet. Med. Surg. (Small Animal)* **4**: 13-31.

Nyland, T.G., Matton, J.S. e Wisner, E.R. (1995). Ultrasonografia do fígado. Em: Ultrassom para diagnóstico veterinário. Nyland, T.G. e Matton, J.S. (eds.) W.B. Saunders and Co., Philadelphia, pp. 5273.

Obwolo, M.J. e French, A. (1988). Cirrose hepática em dois cães jovens. *Vet. Rec.* **123:** 231-232.

Olsen, S. J. e Olsen, J. W. (1977). O lobo chinês, ancestral dos cães do Novo Mundo. *Science* ***197(4303)**:* 533-535.

Ortemberg, L. e Scaramal, J. (1995). Hepatite primária crónica em cães: estudo de 10 casos clínicos. *Rev. Med. Vet. (B. Aires)* **76**: 199-201.

Owens, J.M. (1985). Radiologia do coração In: Manual de Cardiologia de Pequenos Animais. Tilley, L.P. and Owens, J.M. (eds.) Churchill Livingstone, NewYork, pp. 25-54.

Parchman, M. B. e Flanders, J. A. (1990). Rutura do trato biliar extra-hepático: avaliação da relação entre o local da rutura e a causa da rutura em 15 cães. *Cornell Vet.* **80(3)**: 267-272.

Polzin, D. F., Stowe, C. J. e O Leary, T.P. (1981). Necrose hepática aguda associada à administração de mebendazol. *J. Am. Vet. Med. Assoc.* **179:** 1013.

Powell, L.W. e Axelsen, E. (1972). Corticosteróides na doença hepática: Estudos sobre a conversão biológica da prednisona e da prednisolona e a ligação às proteínas plasmáticas. *Gut,* **13:** 690-696.

Powers, S. G. e Meister, A. (1988). Síntese de ureia e metabolismo do amoníaco. In: The Liver : Biology and Pathobiology. 2nd edn. Nova Iorque, pp. 1317-1354.

Rao, V. K. R., Gaffar, A. A. e Rao, D. S. T. (1993). Diagnostic significance of serum guanase in liver disease of canines. *Indian J. Vet. Med.* **13**: 21-22.

Reed, A. L. (1995). Achados ultra-sonográficos de doenças da vesícula biliar e do trato biliar. *Vet. Med.* 957.

Reitman, S. e Frankel, S. (1957). Um método colorimétrico para a determinação das transaminases glutâmico-oxalacéticas e glutâmico-pirúvicas séricas. *Am. J. Clin. Pathol.* **28(1)**: 56-63.

Roberts, H.R. e Cederbaum, A.I. (1972). O fígado e a coagulação do sangue. fisiologia e patologia. *Gastroenterologia,* **63:** 297-330.

Rothuizen, J. e Van den Brom, W. E. (1987). Bilirubin metabolism in canine hepatobiliary and haemolytic disease. *Vet. Q.* **9(3)**: 235240.

Rothuizen, J. e vanden Ingh, T. (1988). Conjugados de bilirrubina ligados covalentemente a proteínas na doença colestática em cães. *Am. J. Vet. Res.* **49:** 702.

Rothuizen, J. C. (1999). Doenças do fígado e do trato biliar. In: Textbook of Small Animal Medicine. Dunn, J. (ed.) W. B. Saunders and Co., Philadelphia, pp. 448-497.

Rumack, C. M., Wilson, S. R. e Charboneu, J. W. (1991). Em: Ultrassom Diagnóstico. St. Lowis, Missouri: Mosby-Year Book Inc. pp. 106-144.

Ruppin, D. C., Frydamn, M. I. e Lunzer, M. R. (1982) Value of serum y- glutamyl transferase activity in the diagnosis of hepatobiliary diseas. *Med. J. Australia,* **15:** 421-425.

Rutgers, C. (1993). Diagnóstico e gestão de shunts portossistémicos. *In Pract.* **7:** 175-181.

Rutgers, H. C., Batt, R. M., Vaillant, C. e Riley, J. E. (1995). Caraterísticas patológicas subcelulares da hepatopatia induzida por glucocorticóides em cães. *Am. J. Vet. Res.* **56(7)**: 898-907.

Rutgers, H. C., Haywood, S. e Batt, R. M. (1990). Tratamento com colchicina num cão com fibrose hepatoportal. *J. Small Anim. Pract.* **31(2)**: 97-101.

Rutgers, H.C. e Haywood, S. (1988). Hepatite crónica no cão. *J. Small Anim. Pract.* **29:** 679-690.

Sakuma, S. Ishigaki, T. e Takeuchi, T. (1987) Diagnostic imaging of the liver, biliary tract and pancreas. In: Análise de Dados e Procedimentos de Diagnóstico. Springer Verlag, Berlim, Heidelberg, Nova Iorque, pp. 1353.

Samanna, H.C. e Ramaswamy, V.M. (1976). Efeito protetor de *Eclipta alba* em lesões hepáticas induzidas experimentalmente em cães. Cheiron, **5(2)**: 94-99.

Sanders, R.C. (1980). O significado do espessamento ultrassonográfico da parede da vesícula biliar. *J. Clin. Ultrasound* **8:** 143-146.

Santilli, R. A. e Biller, D.S. (1994). Ultrassonografia do fígado e do trato biliar. *Europian J. Comp. Anim. Pract.* **4:** 57-66.

Schall, W.D., Chapman, W.L. e Finco, D.R. (1973). Cholelithiasis in dogs. *J. Am. Vet. Med. Assoc.* **163:** 469-472.

Schermerhorn, T., Center, S. A., Dykes, N. L., Rowland, P. H., Yeager, A. E., Erb, H.N., Oberhansley, K. e Bonda, M. (1996). Caracterização da displasia microvascular hepatoportal numa raça de Cairn terriers. *J. Vet. Intern. Med.* **10:** 219-230.

Sen, I., Turgut, K., Hatipoglu, F., Ok, M. e Civelek, T. (2001). Avaliação das alterações ultrassonográficas e morfológicas do fígado em cães com hepatopatia por esteróides. *Indian Vet. J.* **78(7)**: 586-589.

Sevelius, E. (1995). Diagnosis and prognosis of chronic hepatitis and cirrhosis in dogs (Diagnóstico e prognóstico da hepatite crónica e cirrose em cães). *J. Small Anim. Pract.* **36(12)**: 521-528.

Sevelius, E. e Andersson, M. (1994). Eletroforese de proteínas séricas como marcador de prognóstico de doença hepática crónica em cães. *Vet. Rec.* **137(26)**: 663-667.

Sharma, I. e Saxena, S. K. (1981). Effect of experimental hepatic damage on certain plasma constituents in dogs. *Indian Vet. J.* **58**: 919-920.

Sharma, S. R. e Dakshinkar, N. P. (1992). Estudos clinicopatológicos sobre a hepatopatia por glucocorticóides induzida experimentalmente. *Indian Vet. Med. J.* **16**: 182-188.

Shull, R. M. e Hornbuckle, W. (1979). Utilização diagnóstica da gamaglutamiltransferase sérica na doença hepática canina. *Am. J. Vet. Res.* **40(9)**: 1321-1324.

Simpson, J. W. (1985). Nova agulha de biópsia para uso no diagnóstico de doença hepática. *Vet. Rec.* **117**: 639-640.

Skrede, S., Blomhoff, J. P., Elgjo, K. e Gjone, E. (1975). *Scand. J. Clin. Lab. Invest.* **35:** 399 (fide: Sevelius, E. e Anderson, M. (1995). Eletroforese de proteínas séricas como marcador prognóstico de doença hepática crónica em cães. *Vet. Rec.* **137:** 665-667).

Slappendel, R. J. (1978). Tese. Utrecht, Países Baixos.

Slatter, T (1993). Livro de Texto de Cirurgia de Pequenos Animais. 2nd edn. W. B. Saunders and Co., Philadelphia. pp. 647-48.

Snedecor, G. W. e Cochran, W. G. (1989). Statistical Methods. Iowa State University Press, Ames, IA.

Spaulding, K.A. (1993). Espessura da parede da vesícula biliar. *Vet. Rad. Ultrasound,* ***34:*** 270-272.

Speeti, M. e Ihantola, M. (1989). Hepatite crónica ativa em Doberman Pinschers. *Soumen Elainlaakarilehti*, **95**:9-12.

Strombeck, D. R. e Gribble, D. (1978). Hepatite crónica ativa no cão. *J. Am. Vet. Med. Assoc.* **173(4)**: 380-386.

Strombeck, D. R., Miller, L. M. e Harrold, D. (1988). Efeitos do tratamento com corticosteróides no tempo de sobrevivência em cães com hepatite crónica: 151 casos (1977-1985). *J. Am. Vet. Med. Assoc.* **193(9)**: 1109-1113.

Taboada, J. (1991). Gestão médica da encefalopatia portossistémica. Proc 9th Ann Med. Forum. *Am. Call. Vet. Int. Med.*, Nova Orleães: pp. 257-260.

Thornburg, L. P. (1988). Um estudo das doenças hepatobiliares caninas. 5. Hepatopatias induzidas por medicamentos. *Prática em animais de companhia* **2:**17-21.

Thornburg, L. P., Childs, A., Toomey, A. A. e Roudebush, P. (1983). Cirrose canina pós-necrótica. 1. Caraterísticas clinicopatológicas. *Vet. Med. Small Anim. Clin.*: 43-45.

Tilley, L. P. (1985). Essentials of canine and feline electrocardiography. 2nd edn. Lea and Febiger, Philadelphia, pp. 484.

Tisdall, P. L. C., Hunt, G. B., Bellenger, C. R. e Malik, R. (1994). Derivações portossistémicas congénitas em cães de gado maltês e australiano. *Aust. Vet. J.* **71(6)**: 174-178.

Torre, S. (1990). Xilazina: uma terapia eficaz na hepatite canina. *Veterinaria Argentina* **7(68)**: 536-539.

Twedt, D. C. (1985). Cirrose: Uma consequência da doença hepática crónica. *Vet. Clin. North Am. Small Anim. Pract.* **15:** 151.

Valentine, B. A., Blue, J. T., Shelley, S. M. e Cooper, B. J. (1990). Aumento da atividade sérica da alanina aminotransferase associada à necrose muscular no cão. *J. Vet. Intern. Med.* **4(3)**: 140-143.

Van den Ingh, T. S. G. A. M., Rothuizen, J. e Van den Brom, W. E. (1986). Colestase extra-hepática no cão e a diferenciação entre colestase extra-hepática e intra-hepática. *Vet. Q.* **8(2)**: 150-157.

Van den Ingh, T. S. G. A. M., Rothuizen, J. e van Zinnicq Bergman, H. M. S. (1988). Colangiolite destrutiva em sete cães. *Vet. Q.* **10(4)**: 240-245.

Van der Linde-Sipman, J. S., Ingh, T. V. D. e Van Toor, A. J. (1990). Síndrome do fígado gordo em cachorros. *J. Am. Anim. Hosp. Assoc.* **26(1)**: 9-12.

Varshney, J. P. e Hoque, M. (2002). Observações clínico-patológicas e ultra-sonográficas em hepatopatias caninas. *Indian J. Anim. Sci.* **72(6)**: 423-427.

Varshney, J. P. (2001). Gestão clínica de doenças hepáticas crónicas em cães. *Indian J. Vet. Med.* **21(2)**: 87-90.

Varshney, J. P. e Tiwari, Pooja (2002). Alterações electrocardiográficas na tripanossomíase causada pelo *Trypanosoma evansi. J. Canine Dev. Res.* **2**: 51-54.

Varshney, J. P., Gupta, Monica e Gaur, T. (2001). Investigações clinicopatológicas e electrocardiográficas em casos refractários de ascite canina. *J. Remount Vet. Corps* **40**: 53-60.

Varshney, J.P. e Dey, S. (1998). Um estudo clínico sobre infecções por hemoprotozoários em caninos de referência. *J. Remount Vet. Corps* **37:** 83-89.

Varshney, J.P. e Hoque, M. (2003). Imagens ultra-sonográficas do fígado e do baço de cães que sofrem de babesiose *(B. gibsoni) Indian J. Anim. Sci.* **73**:642.

Varshney, J.P., Varshney, V.P. e Hoque, M. (2003). Achados clínicos hematológicos, bioquímicos, endocrinológicos e ultrassonográficos em casos naturais de babesiose canina (*B.gibsoni*). *Indian J. Anim. Sci.* **73**: 1099-1101.

Vijayakumar, G., Thirunavukkarasu, P. S. e Subramanian, M. (2001). Colecistite num cão - diagnóstico ultrassonográfico. *Indian Vet. J.* **78(9)**: 840-841.

Voros, K., Nemeth, T., Vrabely, T., Manczur, F., Toth, J., Magdus, M. e Perge, E. (2001). Ultrassonografia e cirurgia de doenças biliares caninas. *Ata Vet. Hung.* **49(2)**: 141-154.

Voros, K., Vrabely, T., Papp, L., Horvath, L. e Karsai, F. (1991). Correlação dos achados ultra-sonográficos e patológicos em doenças hepáticas caninas. *J. Small Anim. Pract.* **32(12)**: 627-634.

Vulgamott, J.C. (1985). *Vet. Clin. North Am.(Small Anim)* **15:** 229. Fide (Uma monografia de Sivylar por Rexcel Pharmaceuticals Ltd. Mumbai, Índia.

Walls, W. B. e Losowsky, M.S. (1971). The hemostatic defect of liver disease. *Gastroenterologia,* **60:** 108-119.

Wegener, N., Borsch, G., Schneider, J., Wedmann, B., Winter, R. e Zacharias, J. (1987). Espessamento da parede da vesícula biliar: um achado frequente em várias doenças não biliares - Um estudo ultrassonográfico prospetivo. *J.Clin. ultrassom.* **15:** 7-230.

Wellman, M. L., Hoffman, W.E., Domer, J. L. e Mock, R. E. (1982). Comparação das isoenzimas intestinais e hepáticas da fosfatase alcalina induzidas por esteróides no cão. *Am. J. Vet. Res.* **43:** 1204-1207.

Wintrobe, M. M. (1933). Macroscopic examination of the blood (Exame macroscópico do sangue). *Am. J. Med. Sci.* **185(1)**: 58-70.

Wrigley, R. H., Konde, L. J., Park, R. D. e Lebel, J. L. (1987). Diagnóstico ultrassonográfico de shunts portacaval em cães jovens. *J. Am. Vet. Med. Assoc.* **191(4)**: 421-424.

Zakim, D. (1985). Fisiopatologia da doença hepática. In: Smith, L. H. e Their, S. O. (eds.) Pathophysiology: The Biological Principles of Disease. 2nd edn. W. B. Saunders and Co. Philadelphia, pp. 1253-1298.

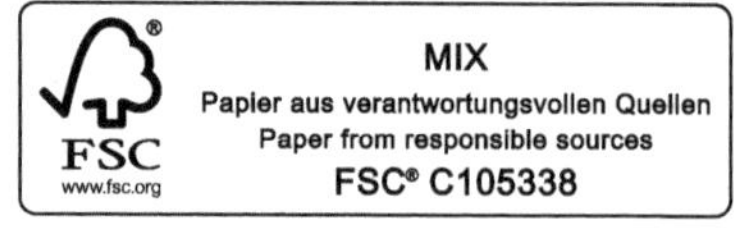

Printed by Books on Demand GmbH, Norderstedt / Germany